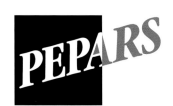

JN095283

【ペパーズ】
編集企画にあたって…

　「顔面」はその人にとっての「identity」そのものです．顔面のケガにより，ひとたび変形などの後遺症が残ると，実社会から遠ざかってしまう人さえいます．「顔面」の変化はその人の人生まで変化させてしまうのです．露出部位であり，情報の発信やコミュニケーションツールとしての役割をもつ「顔面」は，特殊な臓器と言っても過言ではありません．他の重要臓器の治療は，機能の改善が最大の目的となります．一方で，「顔面」の治療には，機能面に加えて，特に整容面においても高い次元で満足できることが求められます．

　外科領域の治療は，変わることのない根幹を成す部分と，時代とともに変遷していく部分があります．顔面外傷の治療は，これまで先人の形成外科医たちが築いてきた変わることのない基本的な治療概念を礎とし，画像診断の進歩やパワーツールの改良，またマイクロサージャリーの導入，ナビゲーションや内視鏡の支援，吸収性プレート・スクリューの普及などにより，さらに正確で安全なものになってきました．本書では，形成外科医が担当する顔面外傷として，頭皮／眼瞼／涙道／鼻／口唇／顔面神経／耳介／顔面骨骨折／小児の各外傷を取り上げました．最新のトピックスは成書や学術誌に譲ることにしますが，それぞれの項目で臨床解剖から治療の実際まで形成外科医が知っておかなければならないことを，臨床現場の最前線で活躍している専門家の先生方に執筆していただきました．治療の実際がイメージしやすいように，できるだけ多くのイラストや臨床写真が提示されており，普段勉強する一般の教科書的な解説ではなく，診療の前に一読して頂くとさらに意味のある役立つ内容になっております．本書を読めば，部位別に系統立てて臨床解剖が確認でき，さらに診断や治療方針がわかるように執筆をお願いしました．また，今回の編集企画のもう1つの特色として言えることは，新鮮外傷の取り扱いだけではなく，陳旧例に対する再建方法まで網羅したものになっていることです．多くの先生にとって，この顔面外傷マニュアルが，ケガの治療とその後遺症の診療に少しでも参考になれば編者として幸甚です．

2023 年 3 月

諸富公昭

KEY
WORDS
INDEX

WRITERS FILE

ライターズファイル（五十音順）

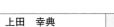

上田　幸典
（うえだ　こうすけ）

2004年	京都府立医科大学卒業 京都第一赤十字病院，臨床研究医
2005年	京都府立医科大学附属病院，臨床研修医
2006年	同大学眼科，前期専攻医
2007年	舞鶴赤十字病院眼科，医員
2009年	京都府立医科大学眼科，医員
2011年	聖隷浜松病院眼形成眼窩外科，医員
2012年	京都府立医科大学眼科，医員
2013年	同，病院助教
2014年	藤枝市立総合病院眼科，医長
2016年	聖隷浜松病院眼形成眼窩外科，主任医長
2021年	同，部長

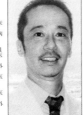

牧口　貴哉
（まきぐち　たかや）

2002年	神戸大学医学部医学科卒業 同大学医学部附属病院形成外科，研修医
2003年	淀川キリスト教病院形成外科，医員
2006年	神戸大学医学部附属病院形成外科，医員
2008年	同，臨床助手
2009年	淀川キリスト教病院形成外科，医員
2011年	群馬大学医学部附属病院口腔外科，助教
2013年	同大学口腔外科，講師
2016年	同大学形成外科，診療教授

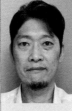

安村　和則
（やすむら　かずのり）

1998年	横浜市立大学卒業 同大学附属病院，研修医
2000年	同大学形成外科　入局
2001年	近畿大学附属病院形成外科，助手
2002年	横浜市立大学形成外科，助手
2007年	藤沢市民病院形成外科，医長
2010年	横浜市立大学附属病院，同市民総合医療センター形成外科，助教
2016年	神奈川県立こども医療センター形成外科，医務吏員，医長

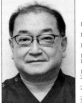

片岡　和哉
（かたおか　かずや）

1990年	京都大学卒業 同形成外科学教室入局
1991年	高知医科大学耳鼻咽喉科，研修医
1993年	神戸市立中央市民病院形成外科
1997年	島根県立中央病院形成外科
1998年	京都大学大学院医学研究科形成外科，助手
1999年	同，助手
2004年	Lund University, Hand Surgery, SWEDEN 留学
2005年	京都大学大学院医学研究科形成外科学講座，助手
2006年	同，講師
2007年	島根県立中央病院形成外科，部長
2013年	神戸市立医療センター中央市民病院形成外科，部長

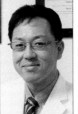

松田　健
（まつだ　けん）

1996年	大阪大学医学部医学科卒業 同大形成外科入局
1999年	兵庫医科大学耳鼻咽喉科形成外科診療班，医員
2001年	飯田市立病院外科
2002年	大阪労災病院皮膚科形成外科診療班
2005年	大阪大学医学部，助手
2007年	同，助教
2007～09年	豪州 Bernard O'Brien Institute of Microsurgery, リサーチフェロー
2009年	大阪大学医学部，学部内講師
2012年	同，講師
2013年	大阪警察病院，医長
2014年	新潟大学形成外科，准教授
2015年	同，教授

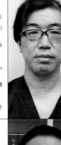

山内　誠
（やまうち　まこと）

2001年	弘前大学医学部卒業 同大学形成外科入局
2004年	徳洲会系列病院にて後期外科研修（湘南外科グループ）
2006年	札幌医科大学附属病院形成外科
2009年	函館五稜郭病院形成外科
2010年	札幌医科大学附属病院形成外科
2016年	近畿大学病院形成外科，医員

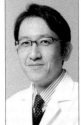

塗　隆志
（ぬり　たかし）

2003年	大阪医科大学卒業 同大学形成外科入局
2005年	埼玉医科大学総合医療センター形成外科，病院助手
2006年	大阪医科大学形成外科，助教
2014年	同，講師
2016年	Chang Gung Memorial Hospital, visiting scholar in craniofacial surgery
2018年	同（2021年～大阪医科薬科大学），准教授

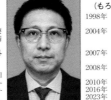

諸富　公昭
（もろとみ　ただあき）

1998年	近畿大学医学部卒業
2004年	同大学大学院修了 近畿大学医学部奈良病院形成美容外科，助手
2007年	ロストック大学口腔顔面外科（ドイツ）留学
2008年	近畿大学形成外科，助教
2010年	同，講師
2016年	同，准教授
2023年	大阪公立大学大学院医学研究科形成外科学，准教授

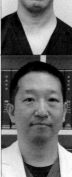

山下　建
（やました　けん）

1998年	弘前大学卒業 同大学形成外科入局
2000年	同，助手
2004年	三沢市立三沢病院形成外科
2006～08年	米国カリフォルニア大学サンフランシスコ校留学
2008年	近畿大学形成外科，助教
2009年	札幌医科大学形成外科，助教
2015年	同，講師
2021年	同，准教授

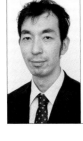

羽多野隆治
（はたの　たかはる）

2002年	大阪市立大学卒業 同大学形成外科入局
2003年	埼玉医科大学総合医療センター高度救命センター
2004年	大阪市立大学形成外科，臨床研究医
2005年	景岳会南大阪病院形成外科，医員
2008年	大阪市立大学形成外科，臨床研究医
2009年	大阪市立総合医療センター形成外科，臨床研究医
2011年	大阪市立大学形成外科，臨床研究医
2013年	同，病院講師
2017年	同，助教
2019年	同，准教授
2022年	大阪市立総合医療センター形成外科，部長

CONTENTS

顔の外傷
治療マニュアル

編集／大阪公立大学准教授　諸富公昭

◆編集顧問／栗原邦弘　百束比古　光嶋　勲
◆編集主幹／上田晃一　大慈弥裕之　小川　令

【ぺパーズ】
PEPARS No.196/2023.4◆目次

「PEPARS®」とは Perspective Essential Plastic
Aesthetic Reconstructive Surgery の頭文字よ
り構成される造語．

ここからマスター！

好評

手外科研修レクチャーブック

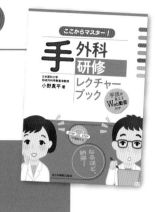

日本医科大学形成外科学教室准教授
小野真平 著

2022年4月発行
B5判　360頁　オールカラー
26本のweb動画付き
定価9,900円（本体9,000円＋税）

手外科のキホンを、会話形式のレクチャーで楽しく学ぶ！
手技の実際はSTEP by STEPと26本の動画で丁寧にわかりやすく解説しました！

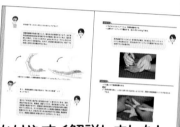

目次

詳しい内容はこちらまで

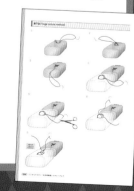

全日本病院出版会
〒113-0033 東京都文京区本郷 3-16-4　Tel:03-5689-5989
http://www.zenniti.com　　　　　　　　　　　Fax:03-5689-8030

PEPARS No.196：1-10, 2023

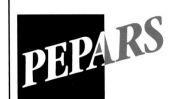

◆特集／顔の外傷 治療マニュアル
頭皮の外傷

塗 隆志[*1] 上田晃一[*2]

Key Words：頭皮(scalp)，再建(reconstruction)，瘢痕性脱毛(scaring alopecia)，組織拡張器(tissue expander)，頭皮再接着(scalp replantation)

Abstract 頭皮は直下に頭蓋骨があり，直接的な外力による挫創だけではなく，せん断応力や牽引による割創や剥脱創を生じることがある．また多くの場合，瘢痕性脱毛を生じるため，二期的に瘢痕修正術を行う機会も少なくない．本稿では頭皮の外傷の初回治療から瘢痕修正までを解説する．

はじめに

　頭皮は厚さ8〜10 mm 程度で，その直下に頭蓋骨が存在する．頭皮を構成するのは SCALP の頭文字で知られる skin，connective tissue，aponeurotic tissue，loose connective tissue，pericranium の5層からなり，疎な結合組織の層が存在するため，打撲など直接的な外力による挫創のみならず，せん断応力や牽引による割創，剥脱創を生じることがある．頭皮に欠損を生じた場合でも骨膜が温存されていれば二次治癒が期待できる．一方で創の閉鎖が得られた場合でも，瘢痕性脱毛に対して皮弁術などの再建手術が後に必要となる．また縫合が可能で一次治癒した場合であっても，特に毛流に平行な瘢痕では禿髪が目立つ．このような理由から体の他の部位に比べて患者が瘢痕修正を希望する場合が多い．

　本稿では頭皮の外傷に対する初期対応と，瘢痕性脱毛の修正方法について述べる．

頭皮の外傷の初期診療

　挫創や裂創などの頭皮の損傷は，強い衝撃が頭部に加わった結果であるため，皮膚や軟部組織の損傷に目を向けるだけでなく，脳の損傷の有無を評価する必要がある．標準的な ABCDE アプローチに沿って気道(airway)，呼吸(breathing)，循環(circulation)の異常の検索に続き，中枢神経系の異常(dysfunction of central nervous system)の検索を GCS(Glasgow Coma Scale)，瞳孔所見，麻痺の有無より評価を行い[1]，異常があれば専門科にコンサルトを行う．

　また頭皮は血流に富んだ組織であり，出血例では貧血の有無に注意を要する．特に頭皮の剥脱創では輸血を要する場合が多い．

[*1] Takashi NURI，〒569-8686 高槻市大学町2-7
大阪医科薬科大学形成外科，准教授
[*2] Koichi UEDA，同，教授

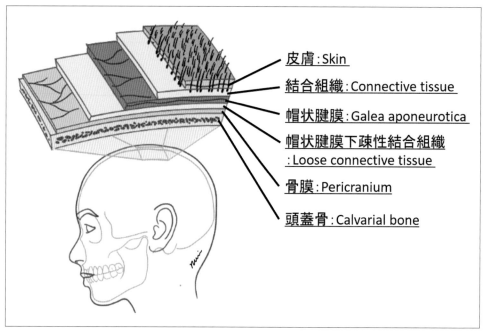

図 1. 頭皮の層構造

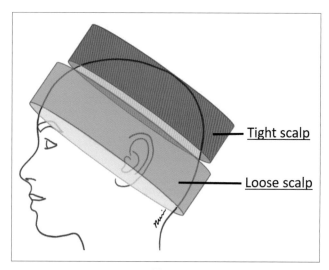

図 2.
Tight scalp：前頭部から頭頂にかけて帽状腱膜が発達し，骨膜との結合も強く頭皮の可動性が悪い部分
Loose scalp：側頭筋膜や後頭筋膜に移行する部分で頭皮の可動性がよい部分

頭皮の解剖

　頭皮は皮膚(skin)，皮下脂肪および結合組織(connective tissue)，帽状腱膜(galea aponeurotica)，帽状腱膜下疎性結合組織(loose connective tissue)および骨膜(pericranium)よりなる(図1)．毛包(hair follicle)は皮膚に存在して，毛球部分は皮下脂肪層に出ている．頭皮を栄養する血管は周囲から頭皮に対して接線方向に発達し，特に皮膚の真皮と帽状腱膜および骨膜は血管が豊富である．外傷が帽状腱膜に及んでいる場合は出血が多く，止血操作が必要になる．

　帽状腱膜は前方で前頭筋，後方で後頭筋，側方では側頭頭頂筋膜と連続している．帽状腱膜は弾力性に乏しく，前頭部から頭頂にかけて帽状腱膜が発達している部分では骨膜との結合も後頭部や側頭部に比べて強い．この部分は頭皮の可動性が悪く tight scalp と呼ばれる．一方で側頭筋膜や後頭筋膜に移行する部分は頭皮の可動性がよく loose scalp と呼ばれる[2]（図2）．Tight scalp のエリアでは頭皮に欠損を生じていない場合でも，縫合後に瘢痕が目立ちやすくなることが多い．

　頭皮の血行は前方では内頚動脈より流入する滑車上動脈(supratrochlear artery)，眼窩上動脈(supraorbital artery)，側方および後方は外頚動脈より流入する浅側頭動脈(superficial temporal artery)，深側頭動脈(deep temporal artery)，後方は後頭動脈(occipital artery)より受ける(図3)．静脈血は同様に滑車上静脈，眼窩上動脈，浅側頭静脈，後頭静脈へドレナージされる．さらに浅側

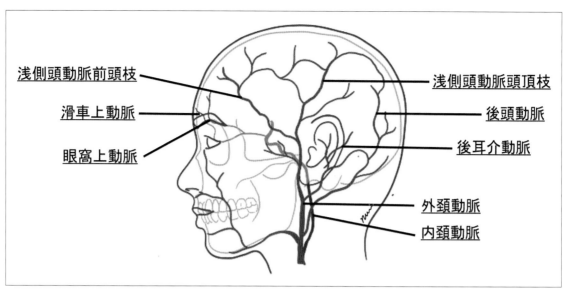

図 3. 頭皮の血行支配

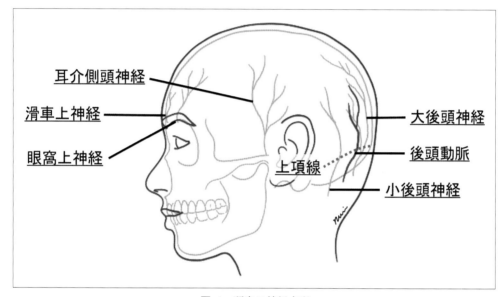

図 4. 頭皮の神経支配

頭静脈は内頚静脈へ，後頭静脈は外頚静脈へ流入する．

　頭皮の知覚については，前額部は三叉神経第一枝の眼神経の枝である滑車上神経および眼窩上神経に支配される．側頭部は三叉神経第3枝の下顎神経の枝である耳介側頭神経に支配され，後頭部は第2頚神経後枝から分岐する大後頭神経および第2頚神経前枝から分岐する小後頭神経によって支配される（図4）．眼窩上神経は骨膜と前頭筋または帽状腱膜の間を走行し，いたるところで筋肉を貫通して頭皮に分布する．眼窩上縁の中央から

外側の骨膜付近に麻酔を注射することで神経ブロックが可能である．大後頭神経は僧帽筋の近傍を走行し頭皮に達する．後頭部では外後頭隆起と後頭動脈の間を走行している．小後頭神経は後頭動脈より外側を走行し，後頭部外側の皮膚に分布している．後頭部の広範囲の外傷の処置や局所皮弁，植毛の株採取を行う際は，外後頭隆起の両側の隆起線上（上項線）で骨膜に向かって局所麻酔を注射することで後頭部の広範囲に神経ブロックが可能である（図4）．

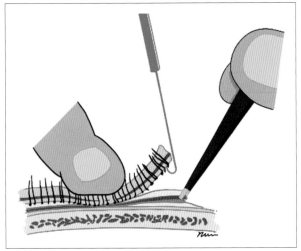

図 5. 深部の止血方法
創縁の皮膚を骨に押し付けて圧迫止血を行いながら出血点をピンポイントで焼灼する.

らの出血は血腫予防のために止血を行う必要がある. 出血が多く止血が困難な場合は, 創周囲の頭皮を頭蓋骨に押しつけるように圧迫すれば一時的に止血は得られる. 圧迫を少しずつ解除しながら出血点を確認し, 確実に止血を行う(図5).

帽状腱膜が損傷している場合は帽状腱膜の縫合を行うことで創部にかかる張力を軽減することができるが, tight scalp の範囲では瘢痕は幅広くなりやすい.

頭皮の禿髪を軽減する縫合方法として trichophytic closure technique がある[3](図6). もともと植毛の株採取のために必要な後頭部の縫合に用いられる閉鎖方法で, 創縁の断端皮膚を一部切り取ることで, 瘢痕方向へ毛流を誘導し, 瘢痕内からの発毛を目的に行われる. 後頭部の縫合や前額リフトの際にも用いられ[4], loose scalp エリアの縫合では特に有用である.

頭皮の縫合では原則真皮縫合は行わないが[5], 必要な場合は毛包部分を避けて最小限の縫合とする. 皮膚縫合の際は皮下から大きく糸をかけると毛包を傷つけて禿髪の原因となるためバイトは大きくしすぎないように注意が必要である.

頭皮の縫合

創部が汚染されている場合は局所麻酔を行い十分な洗浄を行う. 大きな傷であれば前述の神経ブロックが有効であるが, 創とその周囲へ直接麻酔を行う場合は創縁から注射を行うことで針の刺入に伴う痛みを軽減できる.

頭皮は血流に富んでおり, 出血が多い場合は止血が必要になる. 出血を伴いやすい層は帽状腱膜と真皮であるが, 真皮からの出血はむやみに焼灼止血をすると毛包を傷め, 禿髪の原因となる. 真皮からの出血は拍動性でなければ皮膚縫合を行うことで止血されることが多い. 一方で帽状腱膜か

頭皮剥脱創と再接着

頭皮は帽状腱膜下に疎性結合組織を有するため, 強いせん断力が加わった場合に頭皮の剥脱を生じる. 受傷機転としては回転する器械への髪の毛の巻き込みや動物咬傷による報告が多い. はじ

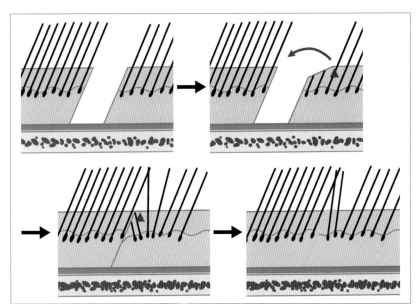

図 6.
Trichophytic closure technique
毛流の下流にあたる創縁を数ミリ切除し縫合することで, 毛流を瘢痕側へ誘導し, 瘢痕からの発毛が期待できる.

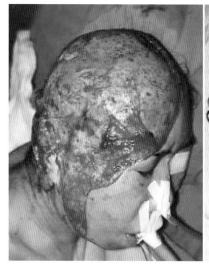
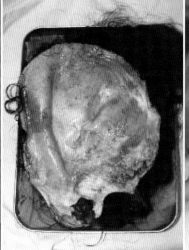
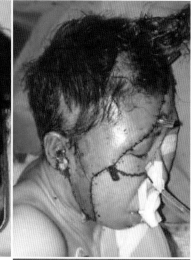

a | b | c
| | d

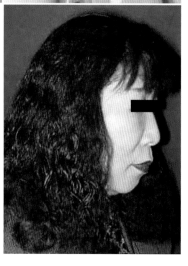

図 7.
55 歳,女性. 頭皮剥脱創
  a：右耳介から頭皮の右半側の剥脱創
  b：剥脱した頭皮
  c：頭皮再接着後の状態. 血管は右浅側頭動脈および静脈, 右後頭動脈および静脈を静脈移植を介して吻合した.
  d：術後 3 年の状態. 発毛を認め, 知覚は左の健側頭皮と同等まで回復した.

めての頭皮再接着は 1976 年に Miller ら[6]によって報告された. その後, 症例報告が散見され[7)8)], 現在は剥脱された頭皮が残っている場合は再接着が第 1 選択となる.

　頭皮の剥脱創では出血を伴いやすく, Yin ら[8]の報告では, 8 例の頭皮再接着症例中 7 例で輸血を必要としたとしており, 頭皮の剥脱創の治療に際しては, 輸血を行うことができる体制をとることが重要である.

　剥脱された頭皮は裏側に毛髪が付着しない目的で剃毛を行うべきではない. 生理食塩水で十分洗浄を行う. 血管が引き抜きによりダメージを受けていることが多いため, 手術に際しては静脈移植が行えるように体位や消毒の準備を行う. 可能であれば 2 チームに分かれ, それぞれレシピエントの血管と, 頭皮内の血管の処理を行う. 吻合する

動脈は浅側頭動脈かその枝, または後頭動脈が選択され, 静脈は浅側頭静脈が主に選択される. 過去の報告ではできるだけ数本の血管吻合を行うことが推奨されているが, 特にうっ血予防のために静脈の吻合は 2 本以上吻合することが勧められている[7)~9)]. 1995 年に Cheng らによって報告された 20 例のまとめでは, 動脈は平均 2.35 本(1~6 本), 静脈は平均 3.5(1~6 本), 静脈移植は 2.95 本(0~6 本)という結果であった[9].

　神経も同様に引き抜かれており, 縫合が難しい場合が多いが, 縫合を行わなくても良好な知覚の回復が得られることが報告されている[10)11)]. 上田らの報告では再建後 8 か月より知覚の回復が認められ, 術後 3 年で健常部と同等まで知覚が回復している[11)](図 7).

　再接着した頭皮が問題なく生着すれば, 正常の

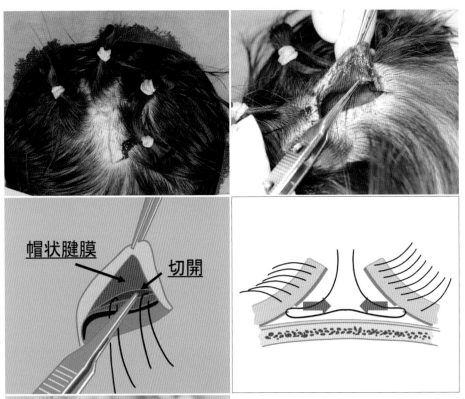

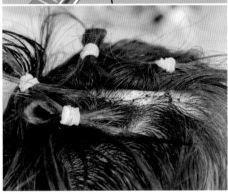

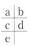

a	b
c	d
e	

図 8.
帽状腱膜の切開と plication
 a：前頭部の瘢痕
 b〜d：創部両側の帽状腱膜下を広範囲に剝離後，帽状腱膜に
  切開を加え皮弁の可動性を得る．帽状腱膜を切開した部位で，
  傷より遠位に 3-0 ナイロンをかけて帽状腱膜を引き寄せる．
 e：縫い上がりの状態では創部が盛り上がっている．

頭皮同様に発毛が認められる．

　血管が見つけられない場合はやむを得ず植皮が選択される．この場合，剝脱した頭皮を薄くして利用することも可能であるが，毛髪の再生は期待できない[12]．コンポジットグラフトは骨膜の欠損を伴う症例において，バイオドレッシングとしての使用の報告はあるが，あくまで遊離皮弁などによる二次再建までの一時的なもので，生着は期待できない[13]．

瘢痕の修正

　頭皮の外傷では多くの場合，瘢痕性脱毛を生じ，他の体表部位に比べて患者が瘢痕の修正を希望する場合が多い．頭皮の瘢痕修正では，瘢痕を切除し毛髪を有する周囲の皮膚を用いて再建する必要がある．そのため再建の選択肢は局所皮弁となる．瘢痕が小さい場合は瘢痕を切除して再縫合を行うことが可能であるが，tight scalp エリアでは瘢痕が再び幅広くなる可能性が高い．その場合は帽状腱膜切開を行い頭皮が十分に進展される状態にした上で，帽状腱膜の plication を行い，傷が盛り上がるように縫合を行う[14]（図 8）．さらに欠損が大きい場合は，局所皮弁や組織拡張器（tissue expander）を用いた再建が必要となる．

　局所皮弁による再建方法には様々なデザインが報告されているが，縫い上がりの瘢痕が毛流に対

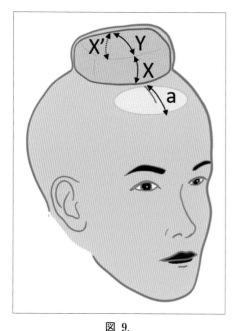

図 9.
Tissue expander を挿入する際は瘢痕上で拡張方向に切開を加えることで露出のリスクを軽減できる. 長方形のエキスパンダーを用いる場合は拡張による高さの 2 倍量が瘢痕のサイズより大きくないといけない (X＋X' ＞a).

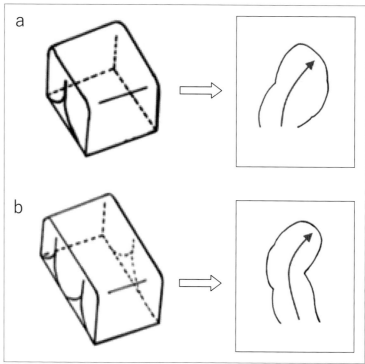

図 10. 皮弁の展開時のλ型切開
左右で異なる数のλ型切開を加えることで前進の方向を変化させることも可能である.

（文献 17 より一部改変）

して直交するデザインを選択すると禿髪が目立ちにくい.

組織拡張器を用いた再建

　局所皮弁で再建が難しい場合には組織拡張器 (tissue expander) が有用である. Tissue expander は頭皮の血流を考慮して帽状腱膜と骨膜の間に留置する. 組織拡張器のサイズは瘢痕の大きさによって決定し, 長方形の tissue expander を用いる場合は拡張による高さの 2 倍量が理論上皮弁の延長量となる[15] (図 9). Tissue expander 抜去後の皮膚の収縮やフルエキスパンジョンが行えない場合を考慮して余裕のあるサイズを選択する. 1 つの拡張器で十分な皮弁のサイズが得られないと判断される場合は 2 つの拡張器を使用する. 頭部は骨から皮膚までの厚さが他の部位と比べて薄いことや, 帽状腱膜が硬いことから tissue expander が露出するリスクも高い. 拡張器を挿入する場合は瘢痕上で拡張方向に対して接線方向に皮膚切開を加えることで露出のリスクを軽減できる (図 9). 小児では expander の拡張に伴い, 頭蓋骨外板が菲薄化することがあるため, 特に拡大量が大きい場合は適宜 X 線で骨の変形を確認する. 変形は tissue expander 抜去後に徐々に改善する[16].

　Tissue expander で拡張された皮弁を用いて再建を行う場合でも縫合線が毛流に対して平行になると瘢痕部の禿髪が目立つことがある. 瘢痕の形態にもよるが可能な限り皮弁の縫合線が毛流に対して垂直になる方向に拡張器を留置する. 我々は皮弁の進展が必要な場合にλ型の切開を用いている. 拡張された頭皮の左右の辺にλ型の切開を入れることで無駄なく皮弁が前進でき, さらに左右でλ型切開の数を変更することで皮弁の前進の方向を調節することができる[17] (図 10).

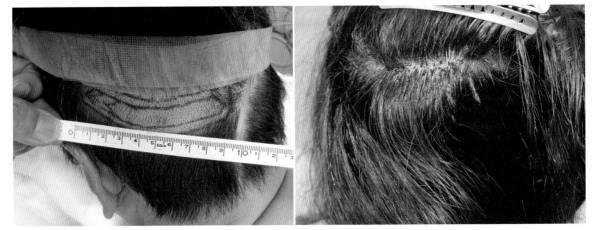

図 11. 植毛のドナーの写真　　　　　　　　　　　　　　　　　　　a｜b
　a：Strip 法による株採取では頭皮を短冊状に切除し縫合する.
　b：FUE 法では直径 0.8 mm のパンチを用いて直接株を採取するため，Strip 法に
　　比べて瘢痕は目立ちにくい.

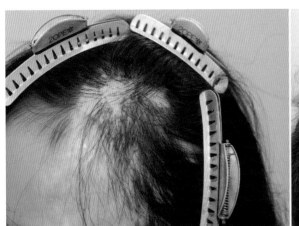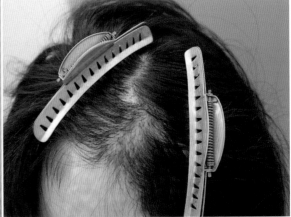

図 12. 10 歳，女性.前頭部の瘢痕に対して 422 株の植毛を行った.　　　a｜b
a：術前，b：術後 1 年

植毛手術

　植毛手術は男性型脱毛症の治療として推奨されているが[18]，頭皮の瘢痕治療にも有用である[19)~21)]．我々は瘢痕による禿髪部位に対して，まずは縫縮や皮弁による再建を行い，植毛は最終的なタッチアップとしての位置付けと考えている．植毛手術では通常後頭部より，毛包（株）を採取して移植を行う．1 つの株につき平均 2.5 本の毛髪が生えており，移植により瘢痕性脱毛を改善することができる．瘢痕に対する植毛では健常な皮膚に比べて生着率が低下するという報告もあり[19)21)]，禿髪部をぼかすことができる最低限の密度で移植を行うことで，ドナーに無駄な瘢痕を形成することを避ける．我々は 1 cm² あたり 25〜30 株程度の移植を行っている．

　後頭部からの毛包の採取方法は頭皮をブロック状に切り出した後に，メスを用いて毛包単位に株分けを行う方法（FUT 法）と，直径 0.8 mm 前後のパンチを用いて直接毛包単位の株を採取する方法（FUE 法）の 2 つに分けられる（図 11）．

　ブロックで採取する場合はドナー部に直線状の瘢痕が目立たないように，採取する頭皮の幅は 1 cm 程度に留め，長さを変えて採取量を調整する．10 cm の長さで 500〜700 程度の株が採取可能である．ドナーの閉鎖には前述の trichophytic closure technique を用いる．顕微鏡下に採取した頭皮よりメスを使って株分けを行い，瘢痕部に23 G針で開けた穴に，株を移植する．翌日からシャンプーは可能であるが，直接頭皮に触れるのは1週間以降としている．

瘢痕の治療としてはドナーの瘢痕が目立ちにくいFUT法が理想であるが，採取には特殊な器具を要するため一般病院での施行は難しいのが現状である[20]（図12）．

まとめ

頭皮の外傷に対する治療法について，初期対応および瘢痕の修正について解説した．

参考文献

1) 外傷初期診療ガイドライン JATEC 改訂第6版．日本外傷学会，日本救急医学会監，日本外傷学会外傷初期診療ガイドライン改訂第6版編集委員会．へるす出版，2021．
   Summary 外傷の初期対応について詳しく述べられている．
2) Desai, S. C., et al.：Scalp reconstruction：an algorithmic approach and systematic review. JAMA Facial Plast Surg. **17**(1)：56-66, 2015.
   Summary 頭皮の構造や再建のアルゴリズムについて解説された論文．
3) Frechet, P.：Minimal scars for scalp surgery Dermatol Surg. **33**(1)：45-55, 2007.
   Summary Trichophytic closure technique をはじめ頭皮の縫合方法について解説された論文．
4) Griffin, J. E. Jr., Owsley, T. G.：Management of forehead and brow deformities. Atlas Oral Maxillofac Surg Clin North Am. **12**(2)：235-251, 2004.
   Summary Trichophytic closure technique の応用．
5) 朝戸裕貴：頭頚部外科に必要な形成外科的縫合法．頭頚部外科．**26**(3)：303-305, 2016.
6) Miller, G. D., et al.：Successful replantation of an avulsed scalp by microvascular anastomoses. Plast Reconstr Surg. **58**：133-136, 1976.
   Summary はじめての頭皮再接着の報告．
7) Nasir, S., et al.：Total scalp replantation：surgical tricks and pitfalls. J Craniofac Surg. **26**(4)：

1192-1195, 2015.
8) Yin, J. W., et al.：Replantation of total avulsed scalp with microsurgery：experience of eight cases and literature review. J Trauma. **64**(3)：796-802, 2008.
9) Cheng, K., et al.：Microsurgical replantation of the avulsed scalp：report of 20 cases. Plast Reconstr Surg. **97**(6)：1099-1106, 1996.
   Summary 頭皮再接着について20例の症例をまとめた報告．血管の選択など参考になる論文である．
10) Nahai, F., et al.：Microsurgical replantation of the scalp. J Trauma. **25**：897-902, 1985.
11) Ueda, K., et al.：Replanted scalp recovers normal sensation without nerve anastomosis. Plast Reconstr Surg. **106**(7)：1651-1652, 2000.
   Summary 頭皮の再接着において知覚の回復を経時的に観察した報告．
12) Araki, K., et al.：Replantation of a totally avulsed scalp without microvascular anastomosis. Acta Neurochir. **141**：1353-1354, 1999.
   Summary 剥脱された頭皮を植皮として使用した報告．
13) Dickson, L., et al.：Two-technique reconstruction following traumatic scalp avulsion：replantation and composite graft. Plast Reconstr Surg. **125**(4)：151e-152e, 2010.
   Summary 頭皮の再接着と，コンポジットグラフトを組み合わせて再建を行った報告．
14) Seery, G. E.：Galea fixation in alopecia reduction surgery. Dermatol Surg. **27**(11)：931-936, 2001.
   Summary 帽状腱膜の縫縮による瘢痕の修正術についての報告．
15) Durgun, M., Aksam, E.：Choosing the right rectangular expander and maximising the benefits from expanded tissue. J Wound Care. **28**(6)：416-422, 2019.
   Summary 頭皮におけるエキスパンダーの選択および皮弁の展開方法について解説された論文．
16) Maves, M. D., Lusk, R. P.：Tissue expansion in the treatment of giant congenital melanocytic nevi. Arch Otolaryngol Head Neck Surg. **113**(9)：987-991, 1987.
   Summary 小児に対する Tissue expander 使用の報告．
17) Ueda, K., et al.：Lambda incision for effective tissue expansion. J Plast Reconstr Aesthet Surg.

63(10)：1682-1687, 2010.

Summary　エキスパンダーで拡張した皮弁を効率よく展開するλ切開の解説.

18）男性型および女性型脱毛症診療ガイドライン作成委員会：日本皮膚科学会ガイドライン　男性型および女性型脱毛症診療ガイドライン2017年版. 日皮会誌. 127(13)：2763-2777, 2017.

19）Yoo, H., et al.：Treatment of postsurgical scalp scar deformity using follicular unit hair transplantation. Biomed Res Int. 2019：3423657, 2019.

Summary　瘢痕に対する植毛の報告.

20）Nuri, T., et al.：Treatment of scarring alopecia from trauma and surgical procedures in young patients using follicular unit hair transplantation. Pediatr Dermatol. 38(3)：721-723, 2021.

Summary　小児の瘢痕性脱毛に対してFUE法で再建した報告.

21）Shao, H., et al.：Follicular unit transplantation for the treatment of secondary cicatricial alopecia. Plast Surg(Oakv). 22(4)：249-253, 2014.

PEPARS No.196：11-20, 2023

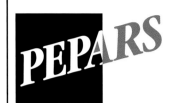

◆特集／顔の外傷 治療マニュアル

眼瞼，眉毛部の外傷

山下　建[*1]　四ッ柳高敏[*2]

Key Words：眼瞼（eyelid），眉毛（eyebrow），外傷（trauma），縫合法（suturing technique），外傷性眼瞼下垂（traumatic blepharoptosis）

Abstract　眼瞼，眉毛部の外傷は，顔面外傷に伴うことが多いうえに，打撲による単純な裂創から，眼球破裂や上眼瞼挙筋断裂を伴う重度のものまで，機序や程度が様々である．各々の創傷に対し，まず受傷機転を詳細に聴取することで創の状態を推察し，治療法を決定する．具体的には，視機能の確保が第一であり，その後，涙道と挙筋群の損傷の有無を確認する．損傷があればそれぞれ涙道再建，挙筋再縫合にて修復する．眼瞼組織は薄く複雑である上に遊離縁を有するため，一度変形をきたすと修正は困難であることが少なくない．初期治療にて極力，機能的，整容的に満足のいく修復，再建が行えるようにする．合併する全身疾患などで初期治療が難しく，眼瞼下垂や変形，拘縮をきたした場合には，瘢痕による高度な癒着が原因の1つであるため，その影響を十分に解除するような治療を行う．

はじめに

　眼瞼，眉毛部の外傷は，転倒や打撲による軽微なものから，交通外傷による顔面骨骨折を伴う重度なものまで，機序や程度が様々である．また，同部は眼球を保護し，表情を司る部位の1つとしても重要であり，治療に際しては機能面，整容面の双方を満たす修復・再建が必要である．組織が複雑で薄く，さらに遊離縁を有する眼瞼では，一度変形を呈したあとに満足できる結果を得る修正は困難であることから，初期治療が重要となる．初期治療にて，可能なかぎり，整容的，機能的に正しい位置に修復することが望ましい．本稿では，眼瞼，眉毛部外傷の治療時の注意点を，症例を提示しながら述べる．

*1 Ken YAMASHITA，〒060-8543　札幌市中央区南1条西16丁目291番地　札幌医科大学形成外科，准教授
*2 Takatoshi YOTSUYANAGI，同，教授

初期治療

1．外傷の評価

A．受傷機転の聴取

　治療を開始するにあたり，まず受傷機転の聴取が重要である[1)2)]．全身に及ぶ外傷に伴う症例では，生命予後に関わる外傷の治療が優先され，眼瞼周囲の診察・治療は最後になることも少なくないが，患者，または家族に問診し，詳細な聴取をすることにより，挫創，裂創，刺創などの外傷の分類，汚染の程度，異物の可能性，損傷の範囲，深さなどが推察できる[3)]．ナイフなど鋭利なものによる鋭的外傷では，小さな創でも眼窩深部の構造が損傷されている可能性がある．殴打などの鈍的外傷では，眼窩骨折や内眥・外眥靭帯断裂の可能性もある．咬創では，瞼板断裂や涙小管損傷の可能性を考える．

B．視機能の確保

　眼瞼外傷の局所所見では，まず眼球損傷の程度，視機能を確認し，視力を確保することが第一

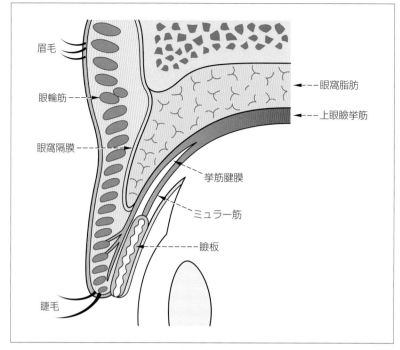

図 1. 上眼瞼の断面図
皮膚，眼輪筋，睫毛，眉毛による前葉と，瞼板，眼窩隔膜，眼窩脂肪，眼瞼挙筋群による後葉に分かれている.

である[3)4)]. 眼球破裂などの眼球損傷が見られる場合は眼科医による治療を優先する. そのような場合は眼瞼も深部まで損傷されていることが多いため，可能であれば眼瞼の治療も同時に行う. 眼窩骨折を伴う症例では視神経管損傷など，頭部外傷の有無も精査する.

C．眼瞼損傷の確認

眼瞼は閉瞼を司る前葉，開瞼機能を有する後葉に分かれており，それぞれ皮膚，脂肪，筋，毛，結膜など様々な組織で構成されている[1)]（図1）. 眼瞼の損傷では前葉の皮膚・眼輪筋に限局しているか，後葉の挙筋損傷や瞼板断裂，内眥・外眥靱帯断裂が見られるかを確認する. その際，組織を十分に展開し，各組織の位置関係を正確に同定することが重要である[2)]. 受傷後数日経過している場合など，痂皮や癒着等で創部の全体像の把握が困難である場合は，癒着を解除し，組織を正しい位置に戻して損傷状態，欠損範囲，汚染度，深部異物の有無，骨折の有無を確認する. 必要であれば

CT などの画像検索を追加する.

眼瞼の損傷が涙道，挙筋群に及ぶ場合は両者の治療を優先する（図2）. 涙道損傷に関しては次稿を参照されたい. 上眼瞼創の最深部が眼窩縁や眼窩壁ではなく，眼球に沿って続くようなら，挙筋損傷の可能性が高い[5)]. その場合，瘢痕による癒着からの二次修正は困難なことが多いため，新鮮創の挙筋断端を同定し，再縫合することが望ましい.

2．治療の実際

麻酔は，損傷が浅く小さい場合，また損傷した眼瞼挙筋の確認が必要な場合は局所麻酔が用いられるが，一定以上の損傷程度，範囲では全身麻酔下の治療が基本となる[1)]. 麻酔がかかった上で，再度創部を詳細に確認することも必要である[2)].

眼瞼皮膚は薄く，真皮縫合を行うことも難しい. 代用となる皮膚は身体他部位にほぼ存在しない. 粗雑な扱いで容易に損傷するが，薄さに比して血流はよく，うっ血にも耐えることが多い（図3）. そのため，止血は十分に，デブリードマンは

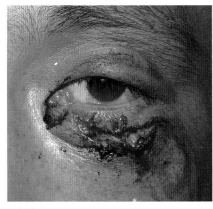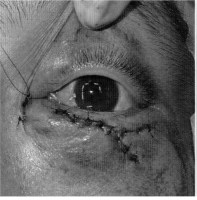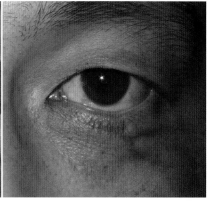

a | b | c

図 2. 涙道損傷を伴う症例

　38 歳，男性．自転車で転倒し，左下眼瞼挫創受傷

　a：下眼瞼内側の全層裂創および前葉の挫滅創

　b：縫合終了時．NS チューブを留置し，下眼瞼は最小限のデブリードマンののち縫
　　　合を行った．

　c：術後 3 か月の状態．瘢痕は成熟し，流涙も見られない．

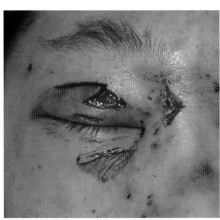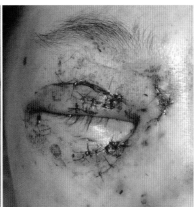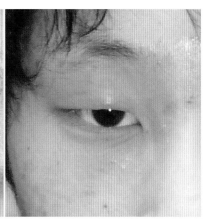

a | b | c

図 3. 眼瞼皮膚損傷症例

　14 歳，男性．交通外傷にて受傷

　a：右上下眼瞼の皮膚弁状創が見られる．皮膚は薄く，うっ血を呈する．

　b：皮膚のデブリードマンは最小限とし，うっ血を有する皮膚も可及的に元の位置に
　　　縫合した．

　c：術後 8 か月の状態．皮膚は全生着し，瘢痕も目立たない．

最小限に行う必要がある[3)～6)]．洗浄も十分に行い，砂などの異物があればブラッシング，または鑷子を用いて丁寧に除去する．眼瞼皮膚は薄いため，異物の残留により肉芽腫や外傷性刺青になりやすいことから，異物は可及的に除去する．

　縫合の際は，治療後の変形を予防するために正確に位置を合わせる．皮膚に余計な緊張がかからないようにすることも重要である．そのために，

縫合の際は眉毛の生え際，睫毛，眼瞼縁など，位置の目印となるようなものから先に縫合する．

　眼瞼裂創の際の，具体的な縫合のポイントを述べる．

A．眼瞼裂創の縫合の実際（図 4）

①6-0 ナイロンでの key suture を grayline に置く．瞼縁の接線方向に水平に運針すると notch を形成しやすい．針は必ず瞼縁に対して垂直に

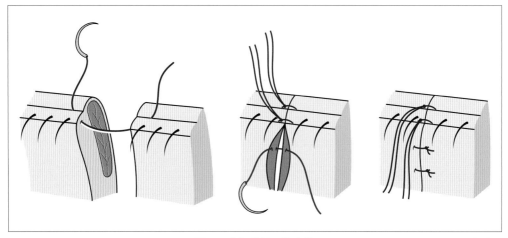

図 4. 瞼板裂創の縫合法　　　　　　　　　　　　　　　　　　　　　a｜b｜c

　a：6-0ナイロン糸を用い，grayline に key suture を置いている．針を瞼縁
　　に刺入する際の角度に気を付ける．
　b：Key suture および隣接糸を結紮して瞼縁を合わせ，瞼板前組織を吸収糸
　　にて縫合固定する．
　c：瞼縁の糸2本は断端を長く残し，眼球表面に触れないようにする．

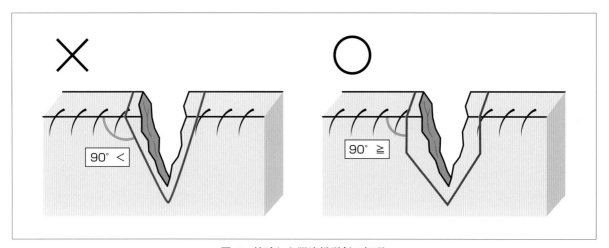

図 5. 挫滅した眼瞼縁裂創の処理

　瞼縁に対して90°以上の角度で切開すると，縫合時に必ず notch を生じる．瞼縁に対し垂
直か，90°以下の角度を保って切開を行うことで notch は形成されない．

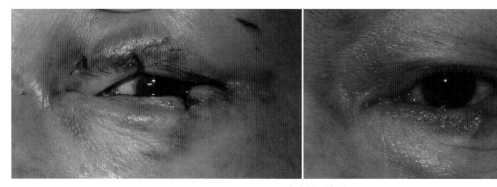

図 6. 眼瞼全層裂創症例　　　　　　　　　　　　　　　　　　　　　　a｜b

　51歳，男性．犬咬創
　a：上下眼瞼の瞼板裂創により瞼縁のずれを生じている
　b：術後3か月の状態．瞼縁に notch は見られない．

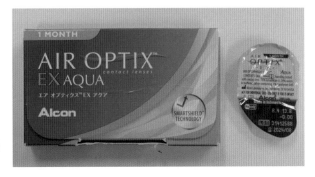

図 7.
保護用コンタクトレンズ
最長 4 週間程度連続装用可能である

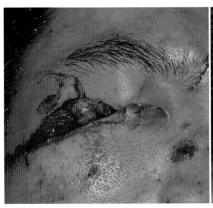 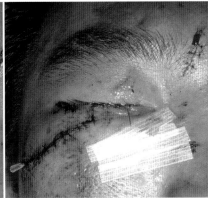 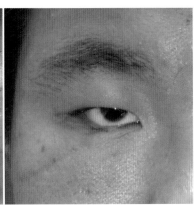

a｜b｜c

図 8. 症例 1：24 歳，男性．交通事故による受傷
a：右下眼瞼裂挫創が見られる．眼瞼は全層で断裂している．
b：縫合終了時
c：術後 6 か月の状態

刺入し，円を描くように運針し，対側の瞼縁から垂直に針を出すように心がける．糸の太さは 5-0 だと太く，7-0 では組織を裂く恐れがあるため，6-0 が望ましい[7]．

② Key suture に隣接した皮膚側の縫合を追加する．なるべく睫毛根を傷つけないようにする．2 針固定することで瞼縁のずれが予防できる[3)5)7]．

③ 挫滅が激しい場合は，創縁のデブリードマンを行い縫合する．その際，V 字に切除すると notch 変形を生じる．瞼縁に垂直か，それより鋭角に切開を加え，縫合面はやや evert するように縫合すると滑らかな瞼縁が得られる（図 5, 6）[3)7)8]．

④ 瞼板を固定する．結膜を無理に縫合する必要はない．瞼板に直接針を刺入すると貫通する恐れがあるため，なるべく瞼板前組織を PDS® Ⅱ，バイクリル® などの吸収糸にて縫合固定する．瞼板の段差を生じると，後に違和感や球結膜障害を生じるため段差を生じないように固定する．

⑤ 眼瞼縁側から遠位方向に向けて皮膚を縫合する．皮下の眼輪筋，眼窩隔膜を皮膚縫合に巻き込むと創の拘縮や陥凹，変形を生じるため皮膚のみ縫合する[6)7]．

⑥ Key suture の糸の断端は長く残し，別途テープで固定するか，隣の糸の縫合に巻き込んで，断端が眼球表面へ触れないようにする[5)8]．

⑦ 術後は，角膜保護用に治療用コンタクトレンズを装用する（図 7）．最長 4 週間装用し続けることが可能である[7]．

症例 1：24 歳，男性

交通事故にて右下眼瞼裂挫創，顔面骨骨折受傷（図 8-a）．骨折整復時に下眼瞼の修復も行った．前葉，後葉の各組織を同定し，位置を合わせて縫合固定，瞼縁のナイロン糸は断端を長く残してテープ固定した（図 8-b）．術後 6 か月にて機能的，整容的に問題なく経過している（図 8-c）．

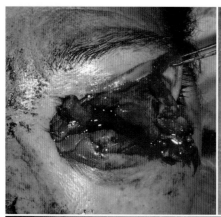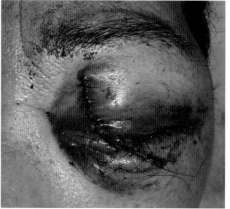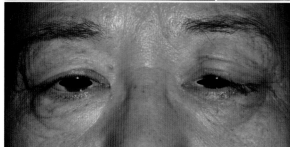

図 9.
症例 2：61 歳，男性．馬外傷
　　a：上下眼瞼の重度裂挫創，部分断裂した上眼瞼
　　　　挙筋が見られる．
　　b：位置を合わせるように縫合した
　　c：術後 6 か月の状態

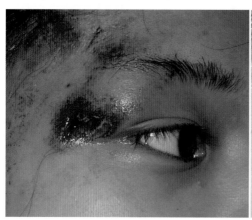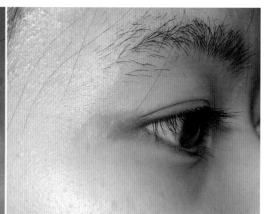

図 10．開放療法症例
19 歳，女性．交通外傷にて受傷
　a：前葉の欠損創．軟膏による治療を行った．
　b：受傷後 1 年 6 か月の状態．瘢痕は幅広いものの，成熟しており，眼瞼の変形
　　も見られない．

症例 2：61 歳，男性

　馬に顔面を蹴られ，上下眼瞼裂挫創，眼球損傷
受傷（図 9-a）．局所麻酔下に創閉鎖を行った．上
眼瞼挙筋は結膜側から断裂が確認されたため，筋
体を可及的に縫合した（図 9-b）．術後 6 か月の経
過にて，上眼瞼外側の若干の下垂が見られるもの
の，開閉瞼は可能であり，視野も維持されている
（図 9-c）．

B．眼瞼欠損創の治療

　眼瞼とその周囲の小範囲の欠損創では，非外科
的治療（開放療法 laissez-faire：レッセフェール）
も選択肢の 1 つである．特に，前葉までの創であ
り，眼瞼縁や涙道に影響しない部位で，余剰皮膚
のある高齢者によい適応である（図 10）[8]．全層欠
損や眼瞼縁に近い部位などでは瘢痕が目立ったり，
兎眼，外反などが生じる恐れがあり，推奨されない[8]．

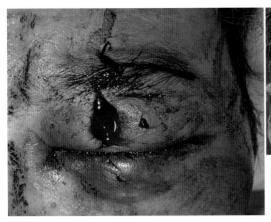
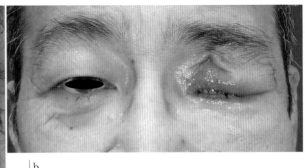

a | b

図 11.

外傷性眼瞼下垂症例
55歳，男性．交通外傷による挫創
a：左眼瞼創部は眼球まで達し，眼球破裂も見られた．
b：受傷後1か月の状態．挙筋損傷により眼瞼下垂を呈している．

瞼縁を含む眼瞼全層欠損では，眼瞼横径の25%までは直接縫合が可能である．下眼瞼では外眥靱帯の切断により30%程度まで直接縫合できる[8]．それ以上の欠損では，局所皮弁や移植を用いた再建が必要となる．眼瞼は層状構造なので，全層欠損の場合は，前葉の皮膚，眼輪筋，後葉の瞼板，結膜など，各層をそれぞれ修復，再建する．欠損範囲が大きい場合や，挫滅が高度な場合は，無理に即時再建せず，出血や炎症が落ち着くまで人工真皮などを貼付し，二期的に再建することが望ましい．

外傷性眼瞼下垂

上眼瞼の損傷が深部に及び，上眼瞼挙筋や挙筋腱膜に損傷・断裂を生じた場合，初期治療において挙筋の修復が困難な場合は，挙筋や腱膜と周囲組織との高度な癒着により外傷性眼瞼下垂が生じる（図11）[9)10]．一度生じてしまうと，下垂の修正は瘢痕が成熟する受傷後6か月程度手術を待たなくてはならない．術前に挙筋機能を計測し，10 mm以上の機能が見られれば挙筋前転術にて修正が可能である．しかし，通常の腱膜性と異なり，周囲組織との癒着が強い傾向があるため，良好な可動が得られるまで挙筋腱膜周辺を十分に剝離するように気をつける[10]．

症例3：20歳，男性

交通事故にて眼瞼裂創，眼球破裂受傷．眼科にて眼球内容除去術，眼瞼縫合が行われ，1週間後に当科を受診した（図12-a）．外傷性眼瞼下垂を呈しており，受傷後6か月にて瘢痕切除，挙筋前転術を行った（図12-b，c）．挙筋腱膜周囲は瘢痕による癒着を生じており，可及的に剝離し挙筋の可動性を得た．術後6か月にて比較的良好な開瞼が得られた（図12-d）．

眉毛部外傷

眉毛はコミュニケーションや表情も司る，整容的に重要な部位である[8]．また，眉毛は太く短い毛で，内側から頭外側へ，一定の方向性を有する構造は唯一無二であり，他の組織での代用は困難である．治療に際しては残存する眉毛をなるべく活用するように心がける[3)8]．

眉毛部は顔面神経側頭枝，眼窩上神経（三叉神経第Ⅰ枝）が走行しているため，外傷の際は麻酔を行う前に損傷の有無を確認する．また，より深い創の場合は前頭骨・眼窩骨折などの確認も必要となる．

1．治療の実際

治療に際し，位置の同定が困難となるため，眉毛は剃らずに行う．

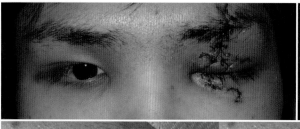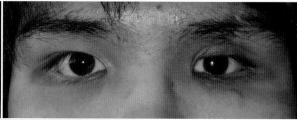
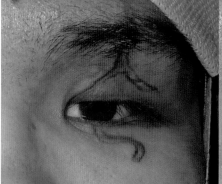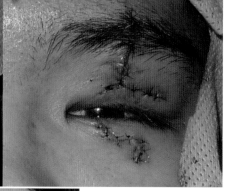
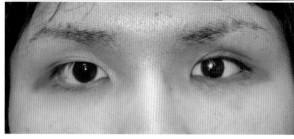

a	b
c	
d	

図 12.
症例 3：20 歳，男性．交通外傷による左上下眼瞼挫創，眼球破裂
- a：初期治療後 1 週間経過し，当科初診時．外傷性眼瞼下垂が見られる．
- b：受傷後 6 か月．左眼瞼下垂，重瞼幅の拡大が見られる．
- c：手術時の状態．瘢痕を切除し，挙筋前転術を行った．
- d：術後 6 か月の状態．開瞼量は維持されている．

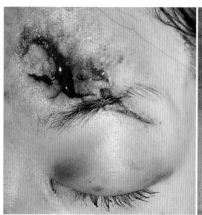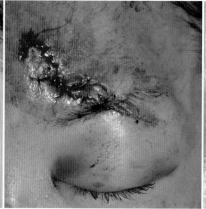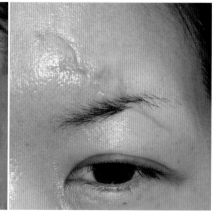

図 13．45 歳，女性．交通外傷による挫創 a｜b｜c
- a：眉毛部から額部にかけての挫創
- b：デブリードマンは最小限とし，位置を合わせた．
- c：術後 6 か月．眉毛の欠損は見られない．

打撲による単純な挫創の場合，洗浄，異物除去，止血の後，筋体を吸収糸で縫合し，皮膚は 6-0 などの細いナイロン糸で縫合閉鎖する（図 13）．

創部のデブリードマンが必要な場合は，皮膚の血流がわずかでも確保されている組織のデブリー

ドマンは最小限とし，極力元の位置に戻す[8]．眉毛周囲の切開では，毛流に沿ってメスを傾けるように平行に行い，また剝離も皮下脂肪層の深部で行って，眉毛根のダメージを避ける．眉毛脱毛を避けるため，皮膚もきつく締めないように縫合す

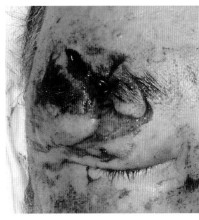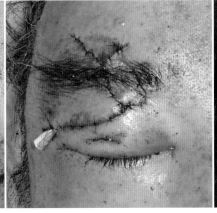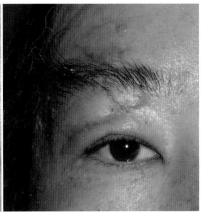

a│b│c

図 14. 47 歳, 男性. クレーン作業中の外傷
　a：上眼瞼, 眉毛部ともに欠損があるように見える.
　b：縫合後. 組織欠損はなく, 位置を戻して縫合した.
　c：術後 3 か月. 瘢痕はやや目立つが, 眉毛欠損はなく, ずれも見られない.

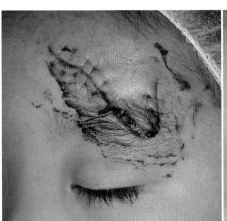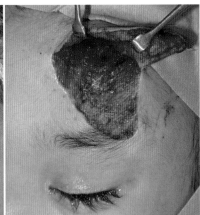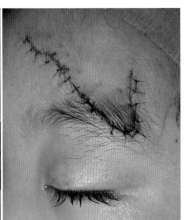

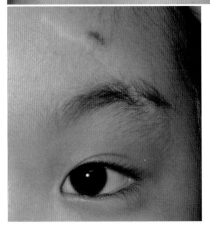

a│b│c
d│

図 15.
症例 4：4 歳, 女児. ガラスによる眉毛部弁状創
　a：初診時. 他院による縫合後. 眉毛縁はずれて,
　　　創離開も見られる.
　b：弁状創は前頭筋内まで達していた.
　c：縫合後. 眉毛縁を合わせるようにした.
　d：術後 6 か月

る（図 14）. 眉毛縁を縫合する場合は, 口唇の赤唇縁を合わせる時と同じように, 正確に合わせないと目立つ段差を生じる.

　症例 4：4 歳, 女児
　ガラスの扉に激突し, 左眉毛部〜額部にわたる挫創受傷. 他院にて可及的に縫合され, 翌日当院受診した（図 15-a）. 創離開, 眉毛縁のずれを生じていたため, 全身麻酔下に再縫合を行った. 弁状創の深部は前頭筋まで達していたが, 明らかな神経, 血管の損傷は見られなかった（図 15-b, c）.

洗浄後，デブリードマンは最小限とし，眉毛の位置を合わせて縫合閉鎖した．術後経過は問題なく，術後6か月にて瘢痕は成熟し，弁状創先端の眉毛も生着している（図15-d）．

まとめ

　眼瞼，眉毛部の外傷では，損傷した組織の正確な把握と位置の同定が重要である．特に眼瞼縁では，正確な位置合わせや，遊離縁に合わせた縫合法を行うことで，機能的，整容的に満足のいく修復，再建が得られやすい．また，組織は可能なかぎり愛護的に扱い，デブリードマンを最小限にし，組織を元の位置に戻すことを心がける．術後の変形や下垂に対し，二次的な修正が必要となった場合には，瘢痕による癒着を極力解除し，機能を回復することが重要である．整容面においても患者の希望を把握し，可能なかぎり高い満足を得ることができるような修正が必要となる．

参考文献

1) 梶川明義，館　正弘：1)眼瞼 1．軟部組織損傷　第1章顔面外傷．形成外科治療手技全書 Ⅲ創傷外科．楠本健司ほか編．4-8，克誠堂出版，2015.
　Summary　眼瞼の軟部組織損傷に関して網羅的に記されている．
2) 鹿嶋友敬：眼瞼裂傷と涙小管断裂．MB OCULI. **108**：125-129，2022.
　Summary　主に手術法に関して具体的に述べられている．
3) Rattan, G. H., et al.：Management of ocular adnexal trauma. Section 3 Eyelid Trauma. Smith and Nesi's Ophthalmic Plastic and Reconstructive Surgery. 3rd ed. Black E. H. et al., ed. 207-227, Springer, 2012.
　Summary　瞼縁裂創の処理につき詳細に述べている．
4) Rathbun, J. E.：7. Eyelid trauma. Eyelid Surgery. 147-172, Little, Brown and Company, 1990.
5) 武田啓治：11．眼瞼外傷．Ⅱ．眼瞼の手術と処置．眼科プラクティス19．外眼部手術と処置．大鹿哲郎ほか編．104-109，文光堂，2008.
6) 森口隆彦：C．眼瞼部．各論．形成外科手術手技シリーズ．新鮮外傷の処理．森口隆彦編．101-110，克誠堂出版，1991.
7) 高比良雅之：眼瞼裂傷．Ⅱ外傷．新ES NOW No. 9続・外来小手術 ココが知りたい！Q & A．江口秀一郎ほか編．128-134，メジカルビュー社，2012.
　Summary　イラストにて眼瞼外傷の処置法を解説している．
8) Mueller, R. V.：2. Facial trauma：Soft tissue injuries. Section 1：Craniofacial trauma. Plastic Surgery 3rd ed. Vol. 3. Part 1. Rodriguez, E. D., et al. ed. 23-48, Elsevier, 2013.
　Summary　眉毛部の損傷につき詳細に述べられている．
9) 大島浩一：8．眼瞼の再建 腫瘍・外傷．Ⅰ．眼瞼・顔面の形成外科．月刊眼科診療プラクティス99．眼の形成外科．根本裕次ほか編．48-57，文光堂，2004.
10) 木下慎介：外傷性眼瞼下垂に対する治療．眼科診療のコツと落とし穴 ① 手術—前眼部．樋田哲夫ほか編．23，中山書店，2008.

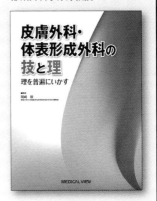
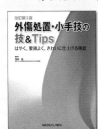
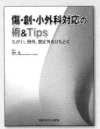
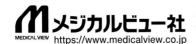

PEPARS No.196：22-28, 2023

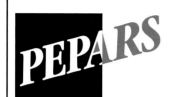

◆特集／顔の外傷 治療マニュアル

涙道の外傷

上田　幸典*

Key Words：Horner筋（Horner's muscle），涙小管断裂（canalicular laceration），鼻涙管損傷（nasolacrimal duct injury），涙管チューブ挿入術（lacrimal intubation），涙嚢鼻腔吻合術（dacryocystorhinostomy）

Abstract　　涙道の外傷において頻度が高いものは涙小管断裂と鼻涙管損傷である．両者は受傷機転が異なり，涙小管断裂は眼瞼裂傷，鼻涙管損傷は顔面骨骨折に伴って生じる．いずれも，涙道の解剖学的構造や機能を把握し，それに則した適切な治療を行うことが望まれる外傷である．

涙道の解剖

　涙道は，主に涙小管，涙嚢，鼻涙管で構成されている．涙小管は上下の眼瞼内側にある涙点から約2mm垂直に入った後，瞼縁の近くを走行してから背側に向かって内側へ10mmほど水平に走行し，内眥靭帯の背側に存在する内総涙点で涙嚢に接続する．涙小管の周囲には眼輪筋の一部であるHorner筋が存在する．Horner筋は瞼板内側と涙嚢窩の後涙嚢稜に付着し，開閉瞼時に涙嚢と連動して収縮・弛緩することで涙液を涙嚢に送り込む導涙機能を果たす[1]．涙嚢は眼窩の涙嚢窩に存在し，その下方で上顎骨内の骨性鼻涙管へと入る（図1）．骨性鼻涙管内を膜性鼻涙管が通過する．膜性鼻涙管は鼻腔の下鼻道上端付近で骨性鼻涙管を出て，下鼻道側壁の粘膜下を通って鼻腔へ開口する．鼻腔から見ると，涙嚢は鼻堤部から中鼻甲介の上端付近にかけての側壁に存在する．

涙道外傷の診断・治療

　涙道外傷で頻度の高いものは涙小管断裂と鼻涙管損傷である．両者は受傷機転が異なり，涙小管断裂は眼瞼裂傷，鼻涙管損傷は顔面骨骨折に伴って生じる．それぞれの診断・治療を解説する．

1．涙小管断裂

　涙小管断裂は打撲などによって眼瞼が外側に引かれることで，眼瞼とともに涙小管が裂けることによって生じる．涙小管断裂を放置すると時間経過とともに涙小管周囲組織の創傷治癒過程が進み，涙小管断端の発見が困難となる．また，陳旧性となった涙小管断裂は涙小管を再建できたとしても，涙小管周囲組織に生じた瘢痕のため前述の導涙機能が回復せず流涙が残ることがある．これらの理由から，できるだけ早期に涙小管を再建することが望ましい．

　まず，涙点より鼻側に裂傷があれば涙小管断裂を疑う．また，涙小管断裂時に涙小管と併走する眼瞼部の内眥靭帯も断裂することから，涙点が外側に偏位することが特徴的所見である（図2）．断裂の有無の確認は，涙点からブジーなどを挿入し

＊Kosuke UEDA, 〒430-8558　浜松市中区住吉2-12-12　聖隷浜松病院眼形成眼窩外科，部長

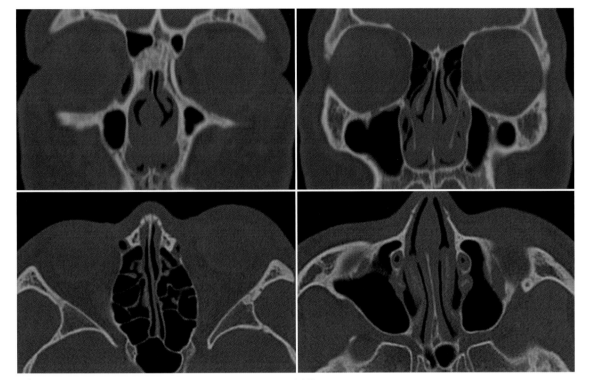

図 1. 涙道 CT

a：涙嚢窩（冠状断）

b：鼻涙管（冠状断）

c：涙嚢窩（軸位断）

d：鼻涙管（軸位断）．涙道内に含気を認める．

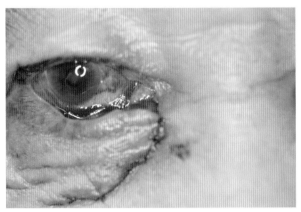

図 2. 右下涙小管断裂

他院にて皮膚裂傷を縫合，受傷後 4 日目に受診した．涙点の外側偏位を認める．

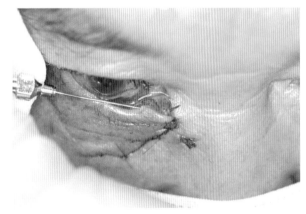

図 3. 涙小管断端の確認

涙洗針を挿入したところ涙小管断裂が確認された．

て行う（図 3）．不用意な局所麻酔薬の注入や通水試験は組織の膨化をきたし断端の捜索が困難となるので注意を要する．

　断裂が近位部で断端が明らかである場合は局所麻酔下での手術が可能である．ただし，涙小管は解剖学的構造上，遠位部になるほど深部に向かって走行し，断端捜索の難易度は高くなる．そのため，手術は無理をせず全身麻酔下で行うことが望ましい．

　手術用顕微鏡を用いて涙小管断端を捜索する．

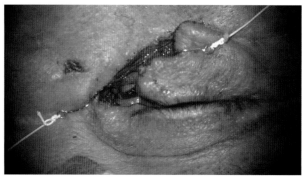

図 4. 創の展開
釣り針鉤などで創を展開し，涙点側の断端から涙嚢側の断端を推測しながら捜索する．

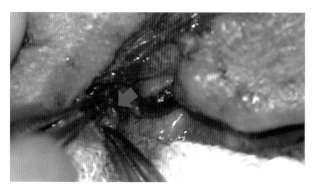

図 5. 涙小管断端
涙小管断端は灰白色のリング状に見える．

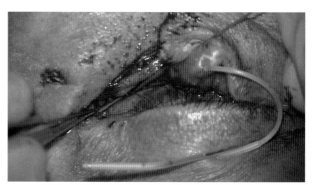

図 6. 涙管チューブの挿入
涙点から両断端を通して涙管チューブを挿入する．管腔に正しく入っていれば，抵抗なく挿入可能である．

前述の通り，涙小管は，涙点から瞼縁の近くを走行してから背側に向かって Horner 筋内を走行し，内眥靭帯の背側に存在する内総涙点で涙嚢に接続する．涙小管の走行をイメージして，釣り針鉤や牽引糸などを用いて少しずつ組織を展開し，深部に向かって涙嚢側の断端を捜索する（図 4）．涙小管断端が発見できない場合は，捜索する部位が誤っている可能性がある．顕微鏡の倍率を強拡大から弱拡大に戻し，組織にかけた鉤などの牽引を解除した状態で離開した眼瞼を鑷子などで把持して本来の位置に持っていき，涙点側の断端位置から涙嚢側断端を推測する．あたりをつけた部位を再度，強拡大で断端を捜索する．

さらに，涙小管断端を発見する工夫として，上下の涙小管のうち，断裂していない方の涙点から通水し，断端からの逆流で断裂部を確認する方法もある．ただし，不必要に高圧で通水すると，周囲組織の膨化を起こすため注意する．また，健側

の涙点から涙嚢までブジーや涙管チューブを挿入し，鑷子などでそれらの固い感触を確認することで内総涙点の場所を推測できる．深部で断裂した場合，その感触を頼りに付近を捜索する．

涙小管断端は灰白色のリング状に見える（図5）．断端を発見できれば，涙点から両断端を通して涙管チューブを挿入する（図6）．

チューブが入った状態で涙小管の内腔同士が合うよう 8-0 の吸収糸などで 2〜3 針縫合する（図7）．次に Horner 筋を含めた周囲組織を 7-0 ナイロンなどで縫合する（図8）．個別に縫合することが難しければ涙小管と周囲組織を一緒にやや大きくすくって縫合するとよい．開閉瞼時に眼輪筋と Horner 筋の収縮，弛緩によって涙小管と涙嚢は連動してポンプとして働くため，Horner 筋を含む周囲組織を縫合しておくことが機能的な再建を行う上で重要である．

涙小管および周囲組織を縫合できれば，離開・

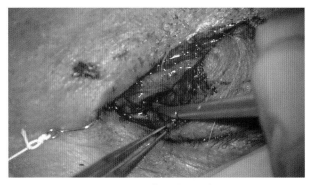

図 7. 涙小管断端の縫合
8-0 の吸収糸などで 2〜3 針縫合する.

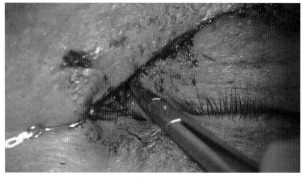

図 8. 涙小管周囲組織の縫合
Horner 筋を含めた周囲組織を縫合する.

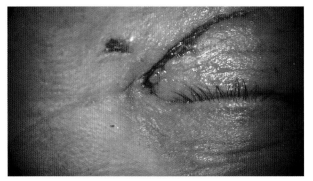

図 9. 涙小管縫合終了時
離開していた眼瞼が正しい位置に戻っている.

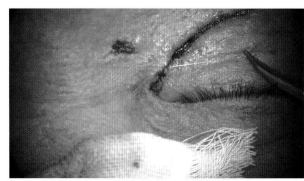

図 10. 皮膚裂傷の縫合
まず創同士が明らかに合致する部分を縫合する.

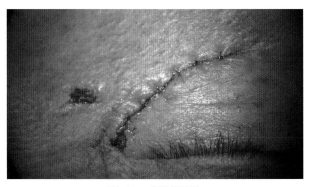

図 11. 手術終了時

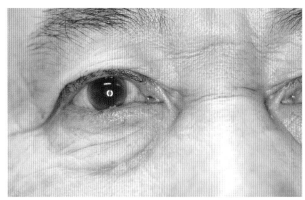

図 12. 術後外観
術後 5 か月, 流涙などの症状を認めていない.

偏位していた眼瞼は自ずと正しい位置に戻る(図9). この状態で周囲の裂傷を縫合していく. 単純な裂傷であれば創同士を合わせることは容易だが, 複雑な裂傷であれば, 離開した創のどの部分が合致するかを考えて明らかに合致する部分を最初に縫合することがポイントである(図10). あとは, これを基準にパズルを合わせる要領で他の部位を縫合していく(図11).

術後は, 組織炎症や涙管チューブに対する異物反応を予防するためステロイド点眼を使用する. 抗菌点眼は必要に応じて使用する. 通水は, 術1か月前後は行わず経過を診る. 涙管チューブは術後数か月留置して抜去する(図12).

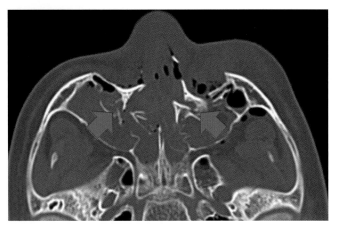

図 13. 顔面中央部の骨折
鼻篩骨骨折とともに両側の鼻涙管損傷を認める.

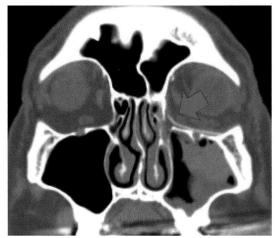

図 14. プレートによる涙道損傷
左眼窩下壁のプレートが涙嚢を圧迫している.

2. 鼻涙管損傷

　涙嚢・鼻涙管は上顎骨, 涙骨, 篩骨に接しており, 前頭骨や鼻骨にも近接している. そのため, 外傷性の鼻涙管損傷は, 顔面骨中央部の骨折に伴うことが多い(図13). 顔面の広範な骨折をきたす高エネルギー外傷の場合, 涙道損傷より優先度の高い外傷を合併していることが多く, 治療はそれらが優先されるが, 病態が安定した段階で流涙や眼脂などの患者の訴えを聞き逃さないよう心がけるべきである.

　鼻篩骨骨折を伴う顔面骨骨折において受傷より手術までに2週間以上を経過すると, 鼻篩骨が転位することによる半永久的な涙道の圧迫や, 涙道周囲の骨欠損, 瘢痕による涙道組織の牽引が原因となり涙道閉塞をきたすとされる[2]. 受傷から時間が経過すると鼻涙管の再開通は困難となるため, 涙嚢鼻腔吻合術が必要となることが多い. 一方で, 顔面骨骨折整復術もしくは涙道近傍の腫瘍切除術の際に, 涙管チューブを挿入することで術後の流涙を予防できたとの報告がある[3]. そのため, 顔面骨骨折整復術の際に骨折が涙道に及ぶ場合は, 可能であれば予防的に涙管チューブを挿入しておくとよいと考える.

　また, 顔面骨の手術の際に涙道の解剖を十分に把握せずに手術を行うと医原性の涙道損傷をきたすことも忘れてはならない. 図14のように眼窩骨折整復術などの際に挿入したプレートが鼻涙管を圧迫し, 閉塞をきたした症例が散見される. 涙道および顔面骨の双方に配慮した手術を行うべきと考える.

　鼻涙管閉塞の治療は, 本邦では涙管チューブ挿入術と涙嚢鼻腔吻合術が主流である. 涙管チューブ挿入術は, 閉塞した涙道を物理的に開通させた後に, ステントとしてチューブを数か月留置し, 涙道の再建を図るもので, 本来の涙道を再建する唯一の方法である. 一方, 閉塞が強固でチューブ挿入が困難な症例などでは涙嚢鼻腔吻合術の適応である. 外傷後の場合, 前述の理由から, 多くは涙管チューブ挿入術が困難であり涙嚢鼻腔吻合術の適応である.

　涙嚢鼻腔吻合術は外切開による鼻外法と, 鼻腔内から内視鏡を用いて手術を行う鼻内法に分けられる. 顔面骨外傷後の鼻涙管閉塞は, 鼻腔内の構造も変化していることがあり鼻内視鏡下での手術に熟練した術者が行うことが望ましい. 本稿では鼻外法での手術を紹介する.

　症例は図14と同一症例である.

　はじめに, 前涙嚢稜直上付近の皮膚を切開する. 切開デザインは内眼角と鼻稜の中点から下方に皮膚の皺に沿って行う(図15). 眼輪筋を曲剪刀などで鈍的に分け, 前涙嚢稜を露出させる(図16). 前涙嚢稜の骨膜を切開し(図17), 後涙嚢稜

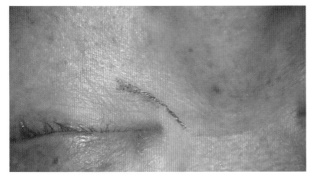

図 15. 皮膚切開デザイン
内眼角と鼻稜の中点から下方に皮膚の皺に沿ってデザインする.

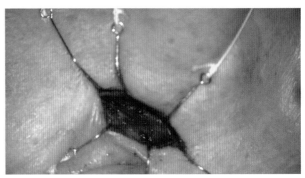

図 16. 前涙嚢稜の露出
眼輪筋を鈍的に分けると,前涙嚢稜が露出される.

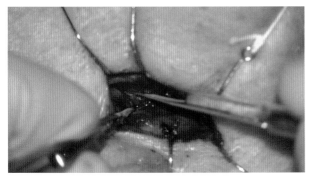

図 17. 前涙嚢稜の骨膜切開
切開時にメスが涙嚢稜から落ちると涙嚢を切ってしまうため注意する.

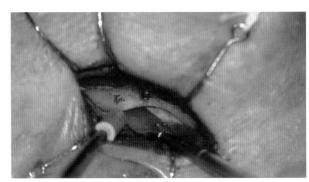

図 18. 涙嚢窩の骨膜剝離
後涙嚢稜に向かって剝離する.涙嚢窩全体をしっかり剝離する.

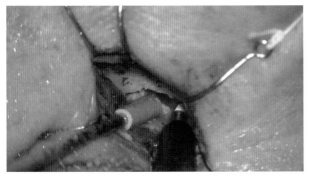

図 19. 骨窓作成
超音波手術機器で骨切削している.涙嚢窩全体をしっかりと切削する.

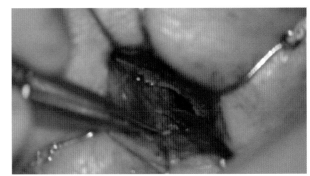

図 20. 涙嚢粘膜の切開
涙嚢粘膜および鼻腔粘膜をコの字状に切開し,フラップを作成する.

に向かって涙嚢窩の骨膜を剝離する(図18).超音波手術機器やドリルなどを用いて涙嚢窩を骨切削し骨窓を作成する(図19).鼻外法の利点は骨窓を直視下に大きく作成できることであり,涙嚢窩全体を骨切削するよう心がける.頭側の涙嚢窩を切削すると,鼻腔までに篩骨蜂巣が介在しているこ

とがある.介在している場合はこれも切削する.涙嚢上の骨膜と涙嚢粘膜を一緒にコの字状に切開し(図20),鼻腔側へ倒して吻合部の背側壁(後弁)とする.鼻粘膜も同様に切開し,涙嚢側に倒して吻合部の腹側壁(前弁)とする.まず後弁を7-0の非吸収糸などで鼻粘膜と縫合する(図21).後弁を

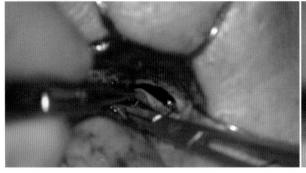

a．涙嚢を切開して作成したフラップに通糸している．

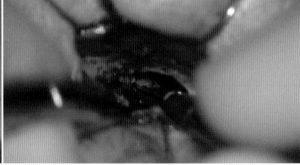

b．鼻粘膜に通糸している．

図 21. 後弁の縫合

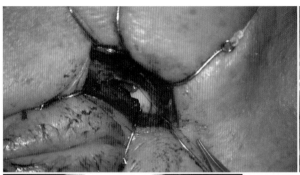

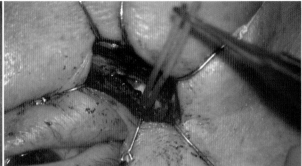

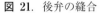

a	b
c	

図 22.
ステントの留置
 a：シリコンスポンジを 7-0 の非吸収糸で内眥靭帯に
  固定
 b：涙点から涙管チューブを挿入
 c：鼻腔内からの像．シリコンスポンジおよび涙管
  チューブを鼻腔内に垂らしておく．

縫合後，吻合部の狭窄予防にステントを留置する．当科ではシリコンスポンジと涙管チューブを留置している（図 22）．その後，前弁を涙嚢粘膜と縫合し，涙嚢稜の骨膜および皮膚を縫合し手術を終える．術 1 か月後にスポンジを鼻腔から，2 か月後に涙管チューブを内眼角部から抜去する．その後，再閉塞がないか，しばらくは涙道を洗浄しながら経過を診る．

まとめ

涙道外傷において頻度の高い，涙小管断裂と鼻涙管損傷について解説した．いずれも，涙道の解剖学的構造や機能を把握し，それに則した適切な治療を行うことが望まれる．

参考文献

1）Kakizaki, H., et al.：The lacrimal canaliculus and sac bordered by the Horner's muscle from the functional lacrimal drainage system. Ophthalmol. **112**（4）：710-716, 2005.
2）Becelli, R., et al.：Posttraumatic obstruction of lacrimal pathways：A retrospective analysis of 58 consecutive naso-orbitoethmoid fractures. J Craniofac Surg. **15**：29-33, 2004.
3）Spinelli Henry, M., et al.：The role of lacrimal intubation in the management of facial trauma and tumor resection. Plast Reconstr Surg. **115**（7）：1871-1876, 2005.

Monthly Book

OCULISTA

2022. **3**月増大号

No.
108

「超」入門
眼瞼手術アトラス
―術前診察から術後管理まで―

眼瞼手術は**この一冊から！**豊富な図写真とともに、眼瞼手術のエキスパートが
初学者に分かりやすく解説した**眼瞼手術手技**特集！

編集企画 **嘉鳥信忠** 聖隷浜松病院眼形成眼窩外科顧問／大浜第一病院眼形成眼窩外科
今川幸宏 大阪回生病院眼形成手術センター部長
2022年3月発行　B5判　150頁　定価5,500円（本体5,000円＋税）

目 次

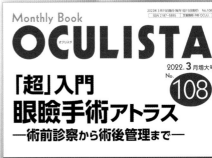

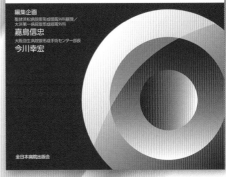

全日本病院出版会 〒113-0033 東京都文京区本郷 3-16-4　Tel：03-5689-5989
www.zenniti.com　Fax：03-5689-8030

PEPARS No.196：30-38, 2023

◆特集／顔の外傷 治療マニュアル

鼻の外傷

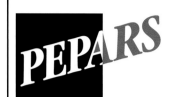

羽多野　隆治*

Key Words：骨折(fracture)，鼻骨(nasal bone)，外傷(trauma)，鼻骨骨切り術(nasal osteotomy)，軟部組織欠損(soft tissue defect)

Abstract　鼻は顔面の中央に位置し，骨・軟骨とそれを覆う軟部組織・粘膜・皮膚で構成されている．機能的には呼吸や嗅覚を司っており，整容面でも美醜を決定づける重要な器官である．鼻は顔面の器官の中でも突出していることから外傷を受けやすく，鼻骨骨折は顔面骨骨折の中でも最も頻度が高い疾患である．それに伴って，鼻の軟部組織損傷もよく経験する．鼻骨骨折の診断には，受傷直後から腫脹するため，CT など客観的な評価が重要である．軟部組織欠損については，サブユニットに沿った欠損の把握および欠損した組織に合わせた再建が重要となる．ここでは，軟部組織欠損の再建方法，鼻骨骨折の診断および治療の実際について述べる．

鼻の解剖

　鼻は立体的構造をもつ器官であり，鼻腔と外鼻で構成されている[1]．鼻腔は鼻中隔に支持されており，その支持組織は骨性鼻中隔(篩骨垂直板・鋤骨)・鼻中隔軟骨・膜性鼻中隔よりなる．外鼻は骨・軟骨と皮膚・軟部組織で構成される．骨・軟骨の構成要素は，鼻骨・前頭骨・上顎骨前頭突起からなる骨と外側鼻軟骨・大鼻翼軟骨よりなる軟骨である(図1)．外鼻の皮膚は，鼻根部では薄く可動性に富むが，鼻尖部や鼻翼部では分厚くなり皮脂腺や汗腺に富み可動性も乏しい．筋は super-ficial muscloaponeurotic system(以下，SMAS)と同じ層にあり，主なものとして鼻根筋・鼻中隔下制筋・上唇鼻翼挙筋がある[2](図2)．鼻根筋は，鼻骨下部や外側鼻軟骨を覆う筋膜より起こり，前頭部の皮膚に停止し，眉間の皮膚を下方に牽引し鼻根部に横皺を作る働きがある．鼻中隔下制筋は，上顎歯槽骨や口輪筋から起こり，膜性鼻中隔に停止し，笑った際に上口唇を持ち上げ鼻尖を後方へ引き寄せる働きがある．上唇鼻翼挙筋は，上顎骨前頭突起より起こり，鼻翼基部に停止し，鼻翼基部を引き上げる働きがある．栄養血管としては，主に外頸動脈から分岐する顔面動脈の枝である外側鼻動脈・眼角動脈・上唇動脈，内頸動脈から分岐する眼動脈の枝である鼻背動脈が挙げられる．神経支配については，運動神経としては顔面神経頬枝があり，知覚神経としては三叉神経の枝である滑車下神経・眼窩下神経・前篩骨神経の外鼻枝が関与している．

　外鼻の軟部組織欠損の治療においては，unit の概念も非常に重要である[3](図3)．外鼻再建においては，組織欠損の形状をそのまま皮弁や植皮で閉鎖してしまうとパッチワーク状の外観を呈しやすい．そのため，unit ごとに色調や質感の連続性を保ち，形態を再現することが重要である．外鼻は，

＊ Takaharu HATANO, 〒534-0021　大阪市都島区都島本通 2-13-22　大阪市立総合医療センター形成外科，部長

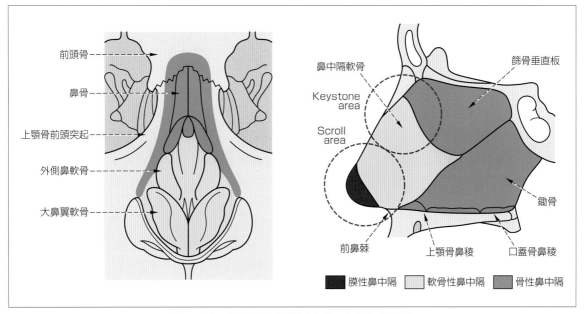

図 1. 鼻の解剖(骨, 軟骨)(文献 2 より改変引用)

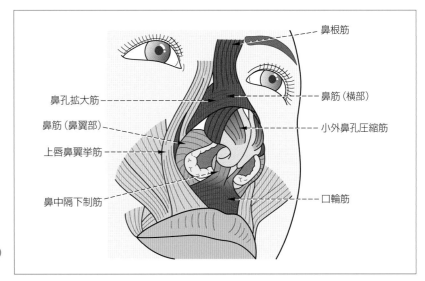

図 2.
鼻の解剖(筋肉)
(文献 2 より改変引用)

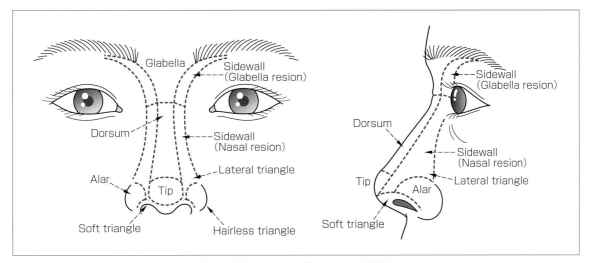

図 3. 外鼻の unit(文献 3 より改変引用)

鼻背・鼻尖・鼻翼・側壁の各 unit に分けられ，時には複数の unit にまたがる欠損の症例も存在する．そのような場合は，複数の unit をまとめて 1 つの unit と考え，再建することも考慮する．

鼻の軟部組織欠損

　鼻は前項で述べたように様々な構成要素からなっている．そのため，鼻部軟部組織欠損に対する初期治療においても皮膚・粘膜・骨・軟骨それぞれの損傷の程度を適切に評価することが重要である[4]．実際の手順としては，まずは通常の初期治療と同様に挫滅創ではブラシや生理食塩水を用いて，汚染や異物をできるだけ除去することが重要である．弁状創でも血流がよいことが多く，デブリードマンは最小限に留める．鼻中隔軟骨や鼻軟骨が損傷している場合は，可及的にもとの位置に縫合する．鼻粘膜および皮膚も縫合するが，その際には鼻孔縁や鼻柱などの遊離縁がずれないように最初に仮縫合しておく．軟部組織欠損に対しては，最初から皮弁や植皮などで再建するのではなく，いったん人工真皮などで被覆する．周囲の挫滅した組織の状態なども判断した上で，後日，再建手術を計画するのが望ましい．

　鼻部軟部組織欠損の再建においては，前述のように unit を意識することが重要である．外鼻は部位により皮膚の構造，質感が異なり，また，支持組織も軟骨や骨など様々である．そのため，unit に合わせた再建が重要なのは言うまでもないが，欠損した組織に応じた再建材料，方法を検討することが大切である．

1．鼻背・鼻尖部

　鼻背上部の皮膚は薄く，皮脂腺も少ないが，鼻背下部や鼻尖部は皮膚が厚く，皮脂腺も多い構造を持つ．再建には，近似した色調や質感を持つ近傍からの局所皮弁が適している．代表的な皮弁としては Rintala flap[4)5)] や axial nasodorsum flap[7)] などがよく用いられる．Rintala flap は，1969 年に

Rintala らによって報告された前額部を茎として眉間部に作成した矩形弁を前進させることで欠損を被覆する皮弁である．眉毛上縁で Burow の三角を切除することで，2〜3 cm の前進は容易に可能である．Axial nasodorsum flap は，1997 年に丸山らによって報告された皮弁で，顔面動脈外側鼻枝を茎として外鼻のほぼ全体を移動することが可能である．欠損が鼻背全域に及ぶような場合は forehead flap なども考慮する．

2．側　壁

　眉毛下部，内眼角，鼻背，鼻尖，鼻翼，頬部に囲まれる部分で，比較的皮膚の薄い部分である．頭側の欠損については，前述の axial nasodorsum flap や，鼻背動脈茎の unit advancement[8)9)] などを用いる．尾側の欠損については，頬部から連続した unit として捉えることができ，立体的には隆起した形態をとる．そのため，頬部からの nasolabial flap[10)] などがよい適応となる．

3．鼻　翼

　鼻翼は主に皮膚・軟骨・粘膜より構成されており，軟部組織欠損を生じた際には，その欠損した組織に応じた再建方法を選択することが重要である．外傷を受けると全層欠損に至る場合も多く，その場合は，すべての構成要素を含んだ耳介からの composite graft[11)] がよい適応となる（図 4）．ただ，composite graft が安全に生着する組織量は 1×1 cm 程度と考えられており，欠損の範囲が広範囲に及ぶ場合は鼻腔内の裏打ちや皮膚側のいずれかを nasolabial flap などで被覆することで，大きな composite graft でも用いることができる．

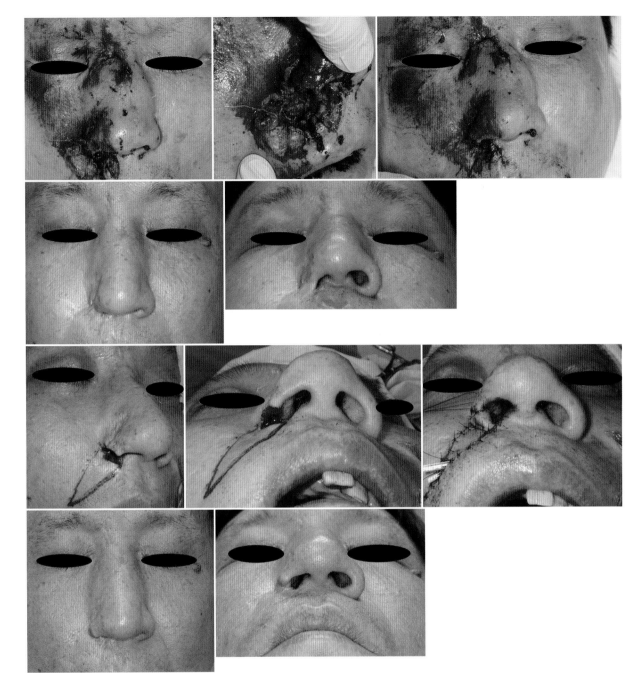

図 4. 鼻部軟部組織欠損

a	b	c
d	e	
f	g	h
i	j	

a：受傷時

b：白唇部，右鼻翼が欠損していた．

c：可及的に縫合し，白唇部には人工真皮を貼付した．

d：受傷後約 1 年，正面像

e：受傷後約 1 年，仰角

f：手術時，拘縮を解除した状態

g：手術時，拘縮を解除した状態，仰角

h：手術時，白唇部は V-Y advancement flap で，鼻翼部は右耳介からの
　 composite graft で再建した．

i：術後 1 年の状態

j：術後 1 年の状態，仰角

鼻骨骨折

1．新鮮鼻骨骨折

A．診　断

1）臨床所見

受傷機転や鼻出血の有無などの聴取は重要である[12)13)]．外鼻の変形，皮下出血斑，鼻骨に一致した圧痛を伴う症例では鼻骨骨折を疑う．ただ，受傷後は腫脹が強く，変形はわかりにくい場合も多い．また，過去の外傷歴や受傷以前からの斜鼻・鞍鼻変形がないかを確認しておくことも大切である．鼻鏡で鼻腔内を観察することで，鼻出血の有無，鼻中隔の偏位や血腫，鼻中隔骨折を疑うこともできる．

頭蓋底骨折や篩骨骨折を合併することもあり，髄液鼻漏や鞍鼻変形，内眼角距離の開大の有無も確認する．

2）画像診断

単純X線でも診断は可能であるが，正確な骨折の状態や部位を把握できるCTの方がより詳細な診断が可能である．単純X線を撮影する場合は，鼻骨側面・鼻骨軸位・Waters法を行う．側面撮影では，鼻骨の陥凹や後方移動がわかる．鼻骨軸位でも骨片の転位の状態がわかる．Waters法では篩骨骨折や上顎洞前頭突起骨折，眼窩底骨折の評価も可能である．

B．治　療

1）手術適応

骨折に伴う外鼻の変形を認める場合は手術適応となる．鼻中隔骨折などにより鼻腔の狭窄を生じている場合は絶対適応となる．

2）手術時期

治療時期としては，成人では受傷後2週間以内，小児では受傷後1週間以内が望ましい．受傷直後の腫脹が生じる前に手術を行うと，整復が容易で整復位も確認しやすい．一旦，腫脹を生じると変形がわかりにくくなり，正確な触診や視診が困難となる．そのような場合は，腫脹がおさまった時点で手術を行う．頭蓋底骨折に伴う髄液鼻漏を生

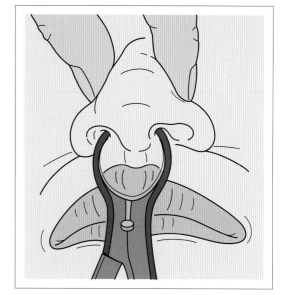

図 5．鼻骨骨折の徒手整復

じている場合は，頭部を挙上して安静を保ち，髄液鼻漏が収まってから手術を検討する．

3）手術方法

全身麻酔や局所麻酔など，麻酔方法は施設により様々である．全身麻酔では手術枠の調整が難しいこともある．しかし，局所麻酔では伝達麻酔を併用しても疼痛を伴うことも多い．そのため，我々は静脈麻酔を好んで用いている．ただ，安静が保てない小児例では全身麻酔下に行っている．実際には，まず，粘膜面に5,000倍ボスミン®液と4%キシロカイン®液を浸したガーゼを鼻腔内に挿入し，粘膜の腫脹を取り，表面を麻酔する．前投薬として硫酸アトロピンを静脈注射し，ケタラール®静注用を0.5～1 mg/kg投与する．これにより5～10分程度の鎮静が得られる．稀に舌根沈下や呼吸抑制を生じるため，エアウェイや舌鉗子，アンビューマスクは準備をしておく必要がある．

整復は鉗子を用いて整復する．左右の鼻骨にはWalsham鉗子を，中央の鼻中隔部にはAsch鉗子を用いる．利き手で整復鉗子を把持し，反対の手は鼻背に置く（図5）．反対の手で変形や骨折部を確認しながら，利き手で鉗子を持ち上げ整復する．その際に鉗子がすべって頭蓋底を突き上げないよう十分に注意する．整復する際に整復音（クリック音）が聞こえる場合もあるが，多くの場合

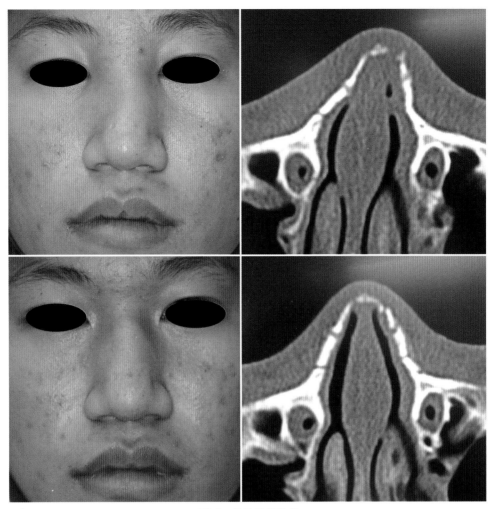

$$\frac{a \mid b}{c \mid d}$$

図 6. 鼻骨骨折患者
a：術前　　　　　　b：術前 CT
c：徒手整復後　　　d：術後 CT

は視診や触診を頼りに整復を行うことになるた
め，術前の CT で骨折の形態を十分に把握した上
で，整復を行うことが重要である（図 6）．鼻中隔
血腫がある場合は，最初に切開吸引しておく．

整復後は軟膏を塗布したガーゼを鼻腔内にパッ
キングし，皮膚側は外鼻スプリントで固定する．
鼻腔内のガーゼは挿入した枚数をカウントしてお
き，抜去時に遺残がないように注意する．鼻腔内
に留置するガーゼはレントゲンガーゼの使用が望
ましい．

4）術後管理

術後は患部の氷冷を行い，鼻腔内のガーゼは

5～7 日で抜去する．外鼻スプリントは 2 週間程度
装着するよう推奨している．ただ，骨折部が安定
するには 4 週間程度かかるため，その間は鼻をぶ
つけたりしないよう注意し，不安であれば外鼻ス
プリントを装着するよう説明している．

2．陳旧性鼻骨骨折

A．診　断

1）臨床所見

過去の外傷歴や手術歴の有無などの聴取は重要
である．新鮮例と異なり皮下出血斑，圧痛などは
伴わない．外鼻の変形のみならず，鼻内を鼻鏡で
観察し，鼻中隔の偏位なども確認する．

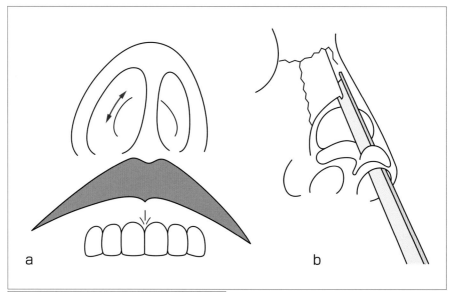

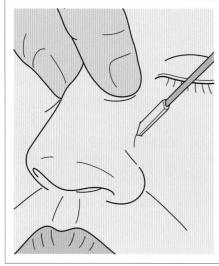

図 7.
鼻骨骨切術
  a：切開法 軟骨間切開
  b：鼻骨内側骨切り
  c：鼻骨外側骨切り
（a，b は文献 13 より改変引用）

2）画像診断

　斜鼻変形の原因から，骨性外鼻の変形を主体とする骨性斜鼻と軟骨性外鼻の弯曲した軟骨性斜鼻，その両者の複合型に分けられる．それらを詳細に把握するには CT は必須である．

B．治　療

1）手術適応

　外傷の既往があり，機能的や形態的に問題のある症例は手術適応となる．前述したように骨性斜鼻，軟骨性斜鼻，複合型に分類され，それぞれで治療法が異なる．しかし，実際には斜鼻変形の術前診断は難しく，骨性斜鼻の術後に軟骨性斜鼻の存在に気づくこともある．また，軟骨性斜鼻では定型的な手術法がなく，軟骨の矯正のみで修正が

可能なのか，支持材料を補強すべきなのかなど，判断には苦慮する[14]．

2）手術方法

a）骨性斜鼻の治療（図 7）

（1）鼻骨内側骨切り術

　内側骨切りのアプローチには軟骨間粘膜切開がよく用いられる．鼻鏡などで鼻腔を大きく開くと大鼻翼軟骨は圧排され，外側鼻軟骨が突出するため，境界がはっきりする．その部分を切開して，外側鼻軟骨上を剪刀で剥離し，鼻骨部先端に到達する．鼻背の骨切りする範囲を骨膜下で剥離する．広めに剥離すると骨切り後に鼻骨が不安定になるため，ノミの入る程度に止める．内側骨切りにはガイド付きの幅の狭い両刃ノミを用い，鼻中

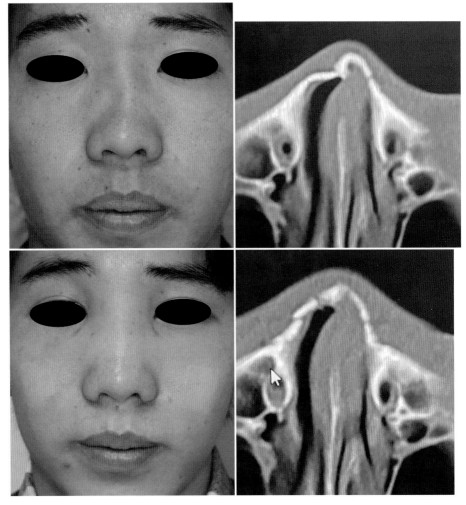

図 8.
陳旧性鼻骨骨折患者
　　a：術前
　　b：術前CT
　　c：術後
　　d：術後CT

隔の左右で骨切りを行う.

(2) 鼻骨外側骨切り術

　外側骨切りのアプローチには，鼻内法と鼻外法の2つの方法がある．鼻内法は梨状孔縁切開がよく用いられ，整容面で優れるものの上顎骨前頭突起の内側寄りでの骨切りになりやすく，骨切りの方向修正に経験を要する．一方，鼻外法は鼻頬移行部や鼻根部の小切開からアプローチする方法で，鼻内法に比べ操作性に優れ，上顎骨前頭突起の基部での正確な骨切りが容易である．ここでは鼻外法の詳細について述べる．外側の骨切り線である上顎骨から鼻骨への立ち上がりをマーキングし，その部分と鼻根部の骨切り線にノミが到達する部分に切開線をデザインする．皮膚を切開し，外側骨切り予定線上の骨膜を剥離する．ミシン目状に何か所か骨切りを行い，それをつなげていく

イメージで外側骨切りを行う．鼻根部も同様にミシン目状に骨切りを行っておく．鼻骨が少し動揺してきたら，いったん指で骨片を授動し，骨折させる．授動が不十分な場合は，再度骨切りを追加し，最終的に若木骨折させる(図8).

(3) 固定

　十分に授動が得られたら，形態を整えて固定を行う．鼻腔内に軟膏を塗布したガーゼをパッキングし，皮膚側はステリーテープを鼻尖から前額にかけて貼り，外鼻スプリントで固定する．

(4) 術後管理

　術後は患部の氷冷を行い，鼻腔内のガーゼは5〜7日で抜去する．ステリーテープと外鼻スプリントは2週間程度継続する．4週間はぶつけたりしないよう注意し，不安であれば外鼻スプリントを引き続き装着している．

b) 軟骨性斜鼻の治療

手術には通常，オープンアプローチが用いられる[15]．多くの場合は鼻中隔弯曲も伴っており，鼻中隔矯正術も併用することが多い．外側鼻軟骨や大鼻翼軟骨の変形を伴っている場合は，それらの軟骨の処理が必要である．Scoringやon-lay graftなど状況に応じ，様々な手技を組み合わせて治療を行う．詳細は誌面の都合上，割愛する．

参考文献

1) 広比利次：美容外科手術手技　鼻形成術．8-12，克誠堂出版，2012.
2) 緒方寿夫：鼻の解剖．形成外科治療手技全書 7 美容外科．波利井清紀ほか監．106-110，克誠堂出版，2019.
3) 丸山　優，岡田恵美：外鼻欠損の再建法．形成外科．**52**（増刊）：87-97，2009.
   Summary　外鼻欠損についてunit分類およびそれに基づいた再建方法を報告している．
4) 大慈弥裕之：【新鮮顔面外傷診療マニュアル】鼻部損傷．PEPARS．**4**：41-46，2005.
   Summary　外鼻の外傷に対する治療についての報告．
5) Rintala, A. E., Asko-Seljavaara, S.：Reconstruction of midline skin defect of the nose. Scand J Plast Reconstr Surg. **3**：105, 1969.
   Summary　Rintala flapについての詳細な報告．
6) Chiu, L. D., et al.：The Rintala flap revisited. Plast Reconstr Surg. **94**：801-807, 1994.
   Summary　鼻尖部の欠損に対するRintala flapによる再建方法の工夫に関する報告．
7) Maruyama, Y., Iwahira, Y.：The axial nasodorsum flap. Plast Reconstr Surg. **99**：1873-1877, 1997.
   Summary　Axial nasodorsum flapについての詳細な報告．
8) 岡田恵美，丸山　優：外側鼻枝系皮弁による外鼻側壁の修復．形成外科．**40**：1071-1076，1997.
   Summary　Unitに基づいた外側鼻枝系皮弁を用いた外鼻側壁再建の報告．
9) Onishi, K., et al.：Medial cantal reconstruction with glabellar combined Rintala flaps. Plast Reconstr Surg. **119**：537-541, 2007.
   Summary　内眼角部の再建方法の工夫に関する報告．
10) 岡田恵美ほか：鼻唇溝皮弁による外鼻の再建．形成外科．**57**：243-250，2014.
    Summary　Unitに基づいた鼻唇溝皮弁を用いた外鼻再建の報告．
11) 芝岡美枝ほか：鼻翼全層欠損におけるgraft on flap法の応用．日頭頸顎顔会誌．**33**：10-15，2017.
    Summary　鼻翼欠損におけるcomposite graftによる再建方法の報告．
12) 今井啓道：鼻骨骨折・鼻骨篩骨合併骨折・前頭洞骨折．形成外科治療手技全書 3 創傷外科．波利井清紀ほか監．59-71，克誠堂出版，2015.
13) 酒井成身：【顔面骨骨折治療のコツとpitfall】鼻骨骨折．PEPARS．**18**：10-17，2007.
    Summary　鼻骨骨折に対する診断，治療について報告．
14) 矢野浩規，平野明喜：【鼻の整容外科】斜鼻変形の形成術．PEPARS．**12**：53-58，2006.
    Summary　斜鼻変形に対する治療方法について報告．
15) 宮脇剛司，渡辺頼勝：斜鼻形成術，形成外科治療手技全書 7 美容外科．波利井清紀ほか監．144-154，克誠堂出版，2019.

PEPARS No.196：39-47，2023

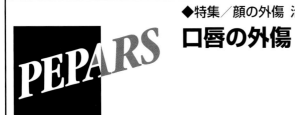

◆特集／顔の外傷 治療マニュアル

口唇の外傷

牧口貴哉*1　寺師浩人*2

Key Words：口唇(lip)，外傷(trauma)，瘢痕(scar)，変形(deformity)，皮弁(flap)

Abstract　口唇部外傷に対する治療では機能面と整容面の両者において良好な結果が求められる．
機能面においては開口(aperture function)と閉口(sphincter function)の両者を意識した修復が必要であり，さらには表情の再現も重要である．整容面において良好な結果を得るために，口唇部の正常解剖とサブユニットやミニユニットなどのエステティックユニットの概念をしっかりと理解しておくことが大切である．さらに組織欠損の大きい創傷では二次的な修復術を視野に入れて治療計画を立てることが重要である．損傷部位，範囲，感染汚染状況など千差万別の創部に対して，多様な戦略の中から適切な治療を選択し，整容面と機能面の両者を可及的に回復させることが形成外科医の使命である．

はじめに

　口唇部外傷に対する治療では機能面と整容面の両者において良好な結果が求められる．

　機能面においては開口(aperture function)と閉口(sphincter function)の両者を意識した修復が必要であり，さらには表情の再現も重要である．また，整容面において良好な結果を得るために，口唇部の正常解剖とサブユニットやミニユニットなどのエステティックユニットの概念をしっかりと理解しておくことが大切である．損傷の部位，欠損範囲，感染汚染状況など千差万別の創部に対して，多様な戦略の中から適切な治療を選択し，

整容面と機能面の両者を可及的に回復させることが形成外科医の使命である．

口唇の解剖

　口唇は白唇部と赤唇部で構成され，赤唇縁が境界線となる．赤唇には dry vermilion と粘膜である wet vermilion の境界(wet-dry vermilion border)が存在する．口角では赤唇幅は外側にいくに従って徐々に幅が狭くなり，日本人口角の頂点では表側は赤唇ではなく皮膚である[1)~3)]．上口唇では赤唇と白唇の境界である赤唇縁の頭側に沿って cutaneous roll(white skin roll)が成人では約3~4mm 幅の盛り上がった部分として存在する．男性では cutaneous roll には髭は生えていない．Cutaneous roll の頭側縁が上口唇溝となる．上口唇正中部では左右の口輪筋の浅層が互いに入り込み交差しながら人中を形成している[4)]．人中の赤唇縁はキューピッド弓を形成する．口輪筋深層は輪状に口唇周囲を走行しており，閉口・開口機能に大

*1　Takaya MAKIGUCHI，〒371-8511　前橋市昭和町 3-39-22　群馬大学医学部附属病院形成外科，診療教授
*2　Hiroto TERASHI，〒650-0017　神戸市中央区楠町 7 丁目 5-2　神戸大学大学院医学研究科形成外科学，教授

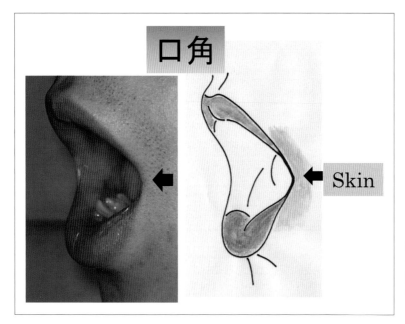

図 1.
日本人の口角の表成分
口角頂点(黒→)の表成分は日本人
では皮膚である.

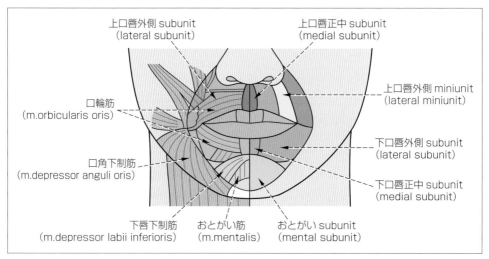

上口唇外側 subunit
(lateral subunit)

上口唇正中 subunit
(medial subunit)

上口唇外側 miniunit
(lateral miniunit)

口輪筋
(m.orbicularis oris)

下口唇外側 subunit
(lateral subunit)

口角下制筋
(m.depressor anguli oris)

下口唇正中 subunit
(medial subunit)

下唇下制筋
(m.depressor labii inferioris)

おとがい筋
(m.mentalis)

おとがい subunit
(mental subunit)

図 2.

きく関与する. さらに口唇にはその他10種類の筋肉が層構造を成しながら付着し, お互いに連動しながら複雑な口唇の動き, 表情を表出している[5] (図 1).

　欠損の大きい創やその外傷後瘢痕拘縮修正術の際には顔面のエステティックユニットを意識する. Burget らは上口唇部を人中に相当する中央の medial subunit と左右の人中稜から外側の鼻唇溝までの lateral subunit に分類した[6]. さらに Iwahira ら, 丸山ら, 荻野らは lateral subunit を更に 2~3 つのミニユニットに分画した[7]~[9] (図 2). エステティックユニットやサブユニットを意識するには小さすぎる病変や欠損に対してミニユニットは有用な概念である[10]. 下口唇は鼻唇溝・口角下制筋内側とオトガイ唇溝に囲まれる領域であり, medial subunit と lateral subunit に分画される. オトガイ唇溝は実際には線ではなく, 下口唇部とオトガイ隆起という 2 つの山の間に存在する谷である.

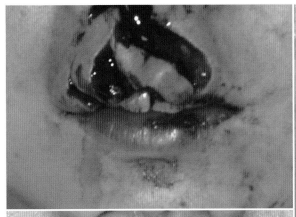
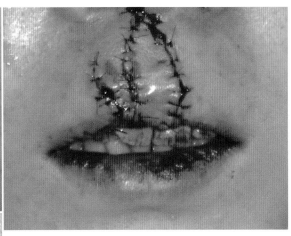
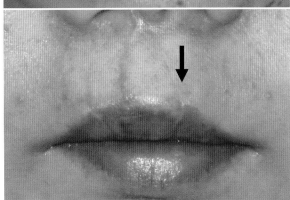

a	b
c	

図 3. 症例 1：上口唇咬創
　a：術前所見
　b：縫合後
　c：術後半年所見

新鮮外傷

　欠損組織がない創では正確な位置に組織を戻して縫合し，口唇の正常解剖を再現する．縫合の際に最もシンプルで重要なメルクマークは赤唇縁であり，欠損のない創の初期治療では赤唇縁をしっかりと合わせることは最重要事項の1つである．局所麻酔注入による浮腫とエピネフリンによる血管収縮は，重要な指標である赤唇縁や wet-dry vermilion border を同定しにくくする[4]．そのため，局所麻酔を行う前に最低限，赤唇縁に26，27 G 針でピオクタニンを用いて入れ墨を行うか（ピオクタニンの使用に関しては近年慎重であるべきとの議論もあるため代替が必要になる可能性がある），もしくは key suture をかけておく．赤唇縁に加えて wet-dry vermilion border と上口唇では併せて cutaneous roll 頭側縁にもマーキング

を行っておくとよりよい．言うまでもなく，赤唇縁がずれてしまうと瘢痕が比較的良好でも，整容面の満足な結果を得ることはできない．

　症例 1：10歳代，女性．上口唇部犬咬創
　Flap 状の組織を戻して縫合した．瘢痕は比較的良好であるが，赤唇縁がずれてしまっている（図3）．

　赤唇の表在性欠損であれば，報告にもよるが上口唇では 1/4 以下，下口唇では 1/3 以下では保存的加療でも比較的良好な結果が得られることも多い[7]．そのため，まずは保存的加療による瘢痕治癒を目指してよい．それ以上の欠損では V-Y 前進皮弁や，口輪筋を含む欠損では口輪筋を含めて再建する赤唇進展皮弁を検討する．ただし，汚染創や咬創などで感染リスクが高い症例で組織欠損が大きい症例では，初期治療では再建を行わずに

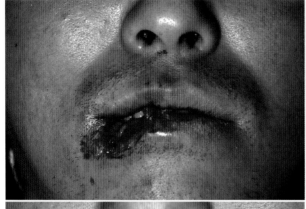
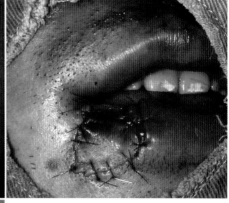
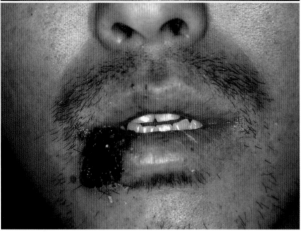

a | b
c |

図 4.
症例 2：下口唇犬咬創
　a：犬咬創により下口唇右側約 1/3
　　の欠損が認められた.
　b：患者が持参した切断口唇組織は
　　挫滅と汚染が著しかったが，本人
　　の希望も強く，やや薄くして移植
　　した.
　c：移植後 5 日目. 移植組織は全壊
　　死した.

保存的加療により瘢痕治癒させ，後日再建術を行う方が無難である. 元村らは組織欠損の大きい創部に対して，初期治療の際に一時的に人工真皮を使用することで，創面の保護による疼痛や出血の減少，瘢痕収縮の予防効果が得られると報告している[11]. また，患者が持参した切断口唇組織を戻すことを希望することもあるが，咬創などの汚染創では創面のデブリードマンや切断組織の thinningを行っても生着しないことも多い(図4, 症例2).

全層欠損の際は，一般に上口唇組織で縫縮が可能であるのは口角寄りの最大 10 mm 幅までである. これ以上の欠損の縫縮は人中の偏位をきたすことが多いため注意する[5)12)]. 下口唇の全層欠損では人中もないため部位を選ばず，約 1/3 の欠損までは縫縮が可能である.

外傷後瘢痕拘縮

何らかの理由で初期治療が全く行われてない症例では，高度の変形を生じていることも多い. 初期外傷時の組織欠損が大きくない際は Z 形成術や YV 形成術，回転皮弁などを用いて形態の修正を行う. 組織欠損の大きい外傷後の治療後に生じた瘢痕拘縮では組織移植を要することが多い. 赤唇と白唇部，粘膜を含む全層欠損では，欠損の位置によって Abbé flap，Estlander flap，fan flap などを検討する[5)7)]. より大きい欠損の際は遊離皮弁による再建も検討する[13)].

症例 3：20 歳代，男性

寝ている際にダンベルが落ちてきて上口唇挫滅創を受傷したが，放置していた(図5). 受傷後半年して変形に対して修正希望があり，当院を紹介受診した. 初診時，上口唇に高度の陥凹変形が認められた. 上口唇瘢痕を切除した後に，口輪筋の連続性を再現し，右側の陥凹瘢痕部に Z 形成術を，左側の陥凹瘢痕部には回転皮弁を行った. 術後 2 か月時，変形は改善している.

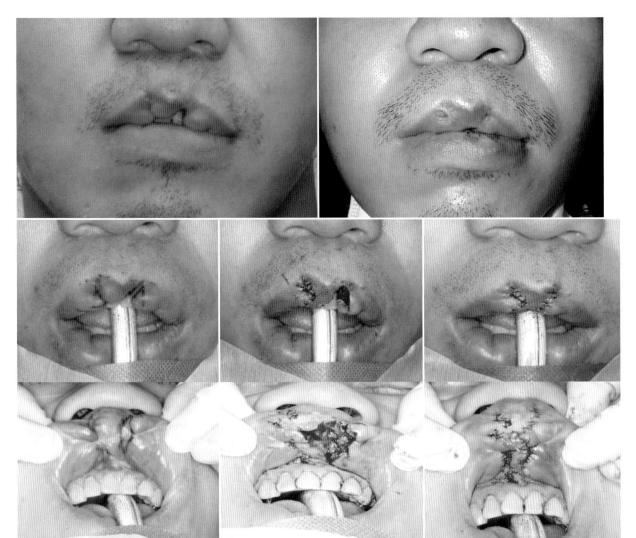

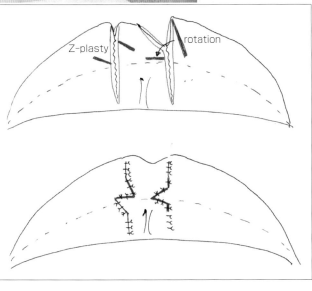

a	b
c	d	e
f	

図 5.
症例 3：外傷後上口唇変形
　a：術前所見
　b：術後所見
　c：切開線デザイン
　d：Z 形成，回転皮弁挙上後
　e：縫合後
　f：Z 形成，回転皮弁シェーマ

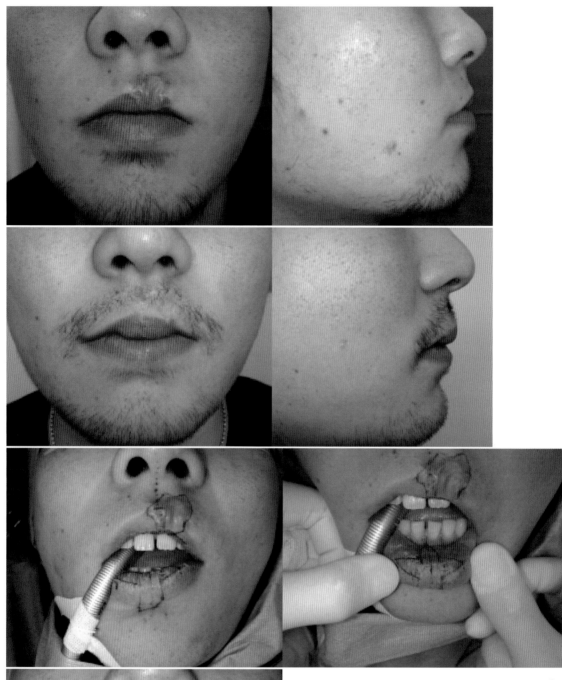

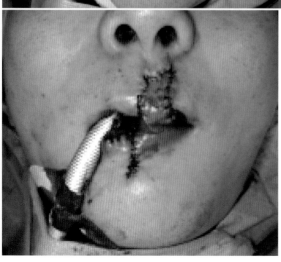

a
b
c
d

図 6.
症例 4：犬咬創後上口唇変形
   a：術前所見
   b：術後 1 年時所見
   c：瘢痕を含めた瘢痕切除と fleur-de-lis
     flap のデザイン
   d：1 回目手術直後

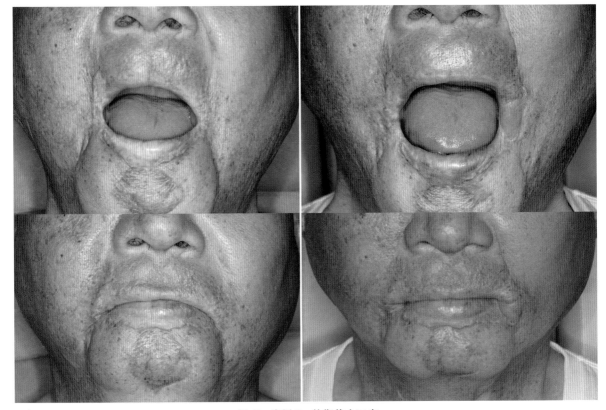

a | b

図 7. 症例 5：熱傷後小口症
a：術前所見. 熱傷後瘢痕拘縮で開口量は 32 mm であった.
b：術後 1 年時所見. 開口量は 50 mm に改善した.

症例 4：20 歳代，男性

上口唇の犬咬創後に植皮術で創閉鎖された状態で紹介受診した. 上口唇部には拘縮と組織不足が認められた(図 6). 植皮を含めて瘢痕を切除し十分に拘縮を解除し，Abbé flap を両赤唇に extend した fleur-de-lis flap をデザインした[14]. Fleur-de-lis flap は同幅の classical な Abbé flap と比較して十分量の赤唇を移植できる. 術後 1 年時，ボリュームある上赤唇が良好に再建されている.

口唇とその周囲の広範熱傷では，治癒後開口障害を伴う瘢痕拘縮(小口症)を生じることがある. 開口機能の改善だけを優先すると，口輪筋の連続性を切断し，解除する方が簡単である. しかし，閉口機能を維持するためには口輪筋の連続性が重要である. すなわち口輪筋の連続性を維持したまま拘縮の解除を行うことが理想的である. 遊離縁であるため，スプリントなどを用いて瘢痕拘縮の解除，再建によって一度拡大した口裂の後戻りを予防することが重要である. しかし，創部瘢痕疼痛のためにスプリント継続使用が困難なことも多い. そのため，我々は拘縮修正術の際に口角部の口輪筋を外側に牽引し，再拘縮を予防する工夫を行っている[2].

症例 5：60 歳代，男性. 熱傷後瘢痕拘縮(小口症)

10 歳代時に手投げ弾による顔面熱傷を受傷した. 50 歳代時にオトガイ部に delto-pectoral flap が移植されたが，開口制限(小口症：開口量 32 mm)のため義歯が挿入できず，また開口時の強い口角部痛が残存していたため，当科を紹介受診した(図 7).

両側口角の Y-shape incision で拘縮を解除した. 口輪筋交連部近傍の表層が一部瘢痕化してい

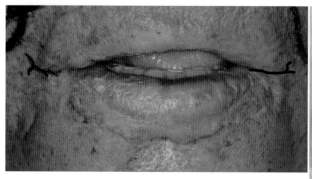

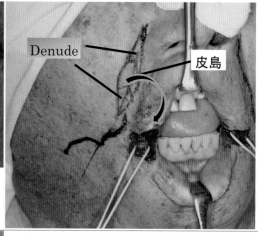

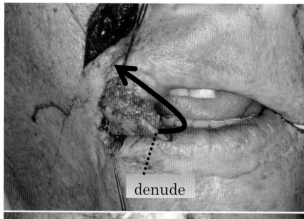

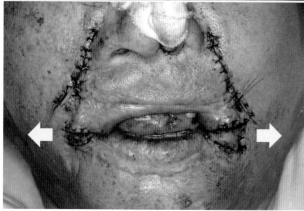

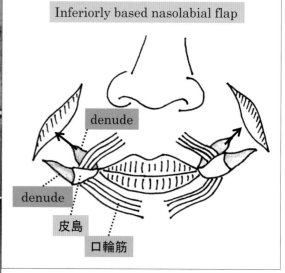

Inferiorly based nasolabial flap

denude

denude

皮島

口輪筋

図 7. つづき

c：術中デザイン．両側口角の Y-shape
incision で拘縮を解除した．
d：鼻唇溝皮弁デザイン．下方茎の鼻唇溝皮弁をデ
ザインした．
e：術中所見と手術シェーマ．脱表皮した皮弁遠位
部を口輪筋にひっかけて反転，外側に牽引した．
f：術直後．口角は外側に十分に牽引されている．

c	d
e	
f	

たため，表層の瘢痕は切除した．下層の口輪筋の
大部分は intact であったため，表層の瘢痕は切除
のみで十分な開口量が得られることを確認し，
sphincter function を考慮して深層の口輪筋は温
存した．欠損部を鼻唇溝皮弁で再建した．下方皮
下茎の鼻唇溝皮弁の皮島で欠損部を被覆し，脱表
皮した皮弁遠位部を口輪筋にひっかけて反転，外
側に牽引しつつ固定し，後戻りの予防をした．術

後スプリントによる再拘縮予防は行われていない
が，術後 1 年時で開口量は 50 mm と改善し，開口
時の口角部痛も認められない．熱傷損傷により赤
唇部の色素脱失があることも一因であるが，日本
人の正常解剖では口角部頂点の表側は皮膚成分で
あるため，鼻唇溝皮弁の皮島が口角に入り込んで
いても整容面で悪くはない結果が得られている．

まとめ

　口唇部の外傷治療においては，損傷部位，範囲，感染汚染状況など千差万別である．状況に応じて，多様な戦略のなかから適切な治療を選択し（1つとは限らないが），整容面と機能面の両者を可及的に回復させることが形成外科医の使命である．

参考文献

1) Makiguchi, T., et al.：Standard morphology of the oral commissure and changes resulting from reconstruction for defects involving the commissure. Int J Oral Maxillofac Surg. **47**(10)：1274-1280, 2018.
2) Makiguchi, T., et al.：Treatment of microstomia caused by burn with a nasolabial flap—An ingenious approach for tugging and fixation of the oral commissure—. J Craniofac Surg. **25**：568-570, 2014.
3) 牧口貴哉，横尾　聡：【高度・中等度 顔面再建におけるエステティック・マインド】エステティック・マインドを備えた口唇・口唇周囲広範欠損の再建．形成外科．**63**(7)：846-857, 2020.
4) 田邉裕美ほか：【縫合の基本手技】口唇，口蓋，筋肉，粘膜部の縫合．PEPARS．**14**：39-44, 2007.
5) 寺師浩人：【口唇部周囲の組織欠損】口唇再建の考え方．PEPARS．**49**：1-8, 2011.
6) Burget, G. C., Menick, F. J.：Aesthetic reconstruction of one-half the upper lip. Plast Reconstr Surg. **42**：481-483, 1968.
7) 荻野晶弘ほか：【高度・中等度 顔面再建におけるエステティック・マインド】エステティック・マインドを備えた顔面皮膚軟部組織欠損の再建．形成外科．**63**(7)：836-845, 2020.
8) 丸山　優，岡田恵美：顔面の unit に関する新しい考え方．各種局所皮弁による顔面の再建：最近の進歩(第2版)．田原真也編．pp27-35，克誠堂出版，2009.
9) Iwahira, Y., et al.：A miniunit approach to lip reconstruction. Plast Reconstr Surg. **93**(6)：1282-1285, 1994.
10) 長坂信司，橋本一郎：【ペット咬創への初期治療と機能・整容の改善[2]—顔面の組織欠損を伴うイヌ咬創(1)口唇—】上口唇欠損を伴うイヌ咬創に対しサブユニットを意識して Abbe's flap による再建を行った1例．形成外科．**64**(3)：257-264, 2021.
11) 元村尚嗣ほか：【ペット咬創への初期治療と機能・整容の改善[2]—顔面の組織欠損を伴うイヌ咬創(1)口唇—】上口唇欠損と弁状剝脱創を伴うイヌ咬創に対して瘢痕修正と遷延一次再建術を行った1例．形成外科．**64**(3)：251-256, 2021.
12) 寺師浩人ほか：犬咬傷による口唇欠損の4例．日頭頸顔会誌．**18**(2)：149-154, 2002.
13) 牧口貴哉，田原真也：【口唇周囲の再建術】遊離前腕皮弁による口唇・口唇周囲再建．形成外科．**51**(6)：645-651, 2008.
14) 内田　満ほか：下口唇 fleur-de-lis flap による上口唇の再建．形成外科．**38**(7)：737-742, 1995.

カラーアトラス 爪の診療実践ガイド 改訂第2版

編集 安木良博（佐賀記念病院 / 昭和大学）
田村敦志（伊勢崎市民病院）

2021年6月発行　B5判　274頁
定価7,920円(本体7,200円＋税)

さらに詳しくはこちら！

大好評書籍の改訂版がボリュームアップして登場！

爪の解剖や年代別特徴などの基礎知識から、画像診断、各疾患の治療法まで多数の臨床写真をもとに詳説。
特に過彎曲爪の保存的治療、薬剤による爪障害、生検の仕方を含めた爪部の病理組織、麻酔・駆血法についての新項目を加え、各分野のエキスパートが症例写真・文献・最新知見の追加等を行いました！基礎から実践まで徹底網羅した、爪診療に携わるすべての方必読の一書です！

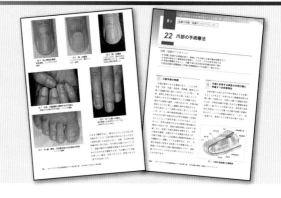

目次

全日本病院出版会
www.zenniti.com

〒113-0033 東京都文京区本郷 3-16-4　Tel:03-5689-5989
Fax:03-5689-8030

PEPARS　No.196：49-57, 2023

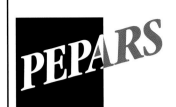

◆特集／顔の外傷 治療マニュアル

顔面神経の損傷

松田　健*1　曽束洋平*2　中島順子*3　垣淵正男*4

Key Words：顔面神経損傷（facial nerve injury），顔面外傷（facial trauma），神経縫合（neurorrhaphy），神経移植（nerve graft），側頭骨骨折（temporal bone fracture）

Abstract　　外傷性（非医原性のもの）の顔面神経麻痺は末梢性顔面神経麻痺の約5％を占めるとされている．その多くは交通事故や転落事故などによる頭部外傷に起因し，これによる側頭骨骨折を伴うものが多くを占める．側頭骨骨折に伴う顔面神経麻痺に対して受傷直後や超急性期に形成外科医が直接携わる機会は比較的少ないものと思われるが，顔面の軟部組織損傷に伴う茎乳突孔より末梢部での顔面神経そのものの損傷には形成外科医が受傷時より直接携わることが多い．顔面神経の断裂や欠損を疑う場合には縫合可能な神経枝を同定し，断端同士が一次縫合できる場合には神経縫合，できない場合には神経移植を行うことが基本となるが，縫合可能な神経枝を同定し，確実に縫合するのは必ずしも容易ではない．よりよい結果を得るためには顔面神経の詳細な解剖の理解と確実な神経修復手技が必須である．

はじめに

末梢性顔面神経麻痺のうち，外傷性（非医原性のもの）のものは5％を占めるとされている．その多くは交通事故や転落事故などによる頭部外傷に起因し，これによる側頭骨骨折を伴うものが多くを占めるとされている[1]．側頭骨骨折に伴う顔面神経麻痺に対してはその診断や減荷術の適応，併発し得る外リンパ漏や耳小骨離断に対する治療などが必要となるため，耳鼻科医や脳外科医が初期対応をすることが多く，受傷直後や超急性期に形

成外科医が直接携わる機会は比較的少ないものと思われる．

一方，顔面の軟部組織損傷に伴う茎乳突孔より末梢部での顔面神経そのものの損傷には形成外科医が受傷時より直接携わることが多いものと思われる．

本稿では顔面の軟部組織損傷に伴う顔面神経末梢部での損傷と，側頭骨骨折に伴う顔面神経麻痺に対する神経移植術の実際につき紹介する．

顔面神経の解剖

顔面挫創の症例では顔面神経を広い視野で観察することが困難なことが多いため，顔面各部のランドマークと顔面の顔面神経の走行との関係を熟知・理解しておく必要がある．

1．顔面神経側頭枝の走行

側頭枝は比較的浅い層を走行しており，外傷により容易に損傷し得るため，側頭枝損傷による前頭筋麻痺・眉毛下垂は顔面軟部組織損傷に伴う顔

---

*1 Ken MATSUDA，〒951-8510　新潟市中央区旭町通 1-757　新潟大学医歯学総合研究科形成・再建外科，教授

*2 Yohei SOTSUKA，同，准教授

*3 Yoriko NAKAJIMA，同，特任助教

*4 Masao KAKIBUCHI，〒663-8501　西宮市武庫川町 1-1　兵庫医科大学形成外科，教授

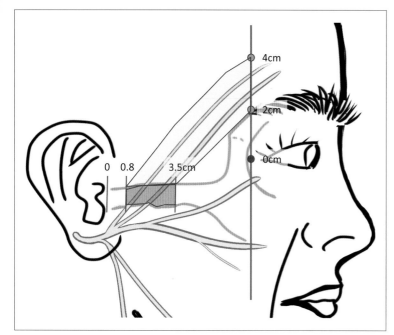

図 1.
側頭枝が走行し得る領域
外耳道前壁を基準として頬骨弓を前方に辿った場合, 0.8 cm～3.5 cm の領域で頬骨弓上で側頭枝が走行し得る（赤で示した領域）. また, 外眼角靭帯の付着部（赤丸）を通る垂線を考えると側頭枝は上方 2 cm～4 cm の間で前頭筋へ流入する. これらを考慮すると緑色で示した領域に側頭枝が存在し得る.

面神経損傷の中でも頻度が高い. 側頭枝の走行の目安としてよく用いられているものは「耳垂基部から眉毛外側一横指を結ぶ線」というものであるが, 眉毛の形態・幅は個人差が大きく,「眉毛外側一横指」というのはやや曖昧と言わざるを得ない. 側頭枝は 1 本ではなく, ある程度の幅を持った領域内に複数本存在しているというイメージを持つのが有用と考えている.

前述のように眉毛を基準として用いる場合, その位置が曖昧となりやすいため, 筆者が利用しているのは Zide[2] によるものである（図 1）. その要点は,

① 頬骨弓上を横断する枝は 2～5 本存在
② 外耳道前壁を 0 cm として, 頬骨弓上 0.8 cm～3.5 cm の間に枝が存在
③ 側頭枝は外眼角靭帯付着部（bony canthus）を通る垂線上, 骨性外眼角部から上方 2 cm～4 cm の間で前頭筋に入る

これらを結び, 側頭枝の走行し得る領域を意識する.

2. 顔面神経頬筋枝の走行

頬筋枝のうち, 太いものは耳珠と口角を結ぶ線の中点（いわゆる Harii's point）を通ることに注意する（図 2）. また, これらは耳下腺管（耳珠と上口唇中央点を結ぶ線の中 1/3 とほぼ一致して走行している）のやや尾側に位置していることが多い（図 3）. 耳下腺管周囲には頬筋枝, 頬骨枝が数多く走行していることが多く, これらの分枝を探索する際の目安となる. 口腔内耳下腺開口部からの色素注入による耳下腺管ならびに耳下腺の染色を行うことも有用である.

軟部組織損傷に伴う顔面神経の修復の基本方針について

基本方針は極めてシンプルであり,「縫合可能な神経枝が確認でき, 断端同士が一次縫合できる場合には神経縫合, できない場合には神経移植を行う」のみである. 顔面神経により支配される多くの顔面表情筋の動きを遊離筋肉移植や他の再建術で完全に再現することは困難であり, 自然な表情の再現のためには現存する顔面表情筋が速やかに顔面神経からの（再）支配を受けることが最も望ましい.

顔面外傷に伴う顔面神経損傷では明らかな切断や損傷が認められれば, 早期の神経修復を行うことが重要である. 側頭枝や下顎縁枝には分枝や隣接枝との合流が少なく, それらからの回復が起こり難いため頬筋枝・頬骨枝に比較して修復後の回

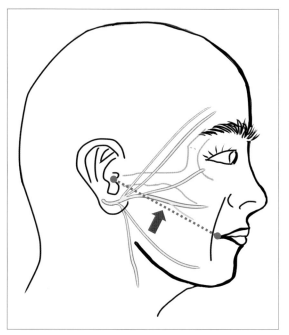

図 2. 顔面神経頬筋枝の走行
耳珠と口角を結ぶ線の中点付近（矢印）に比較的太い頬筋枝が走行している（いわゆる Harii's point）

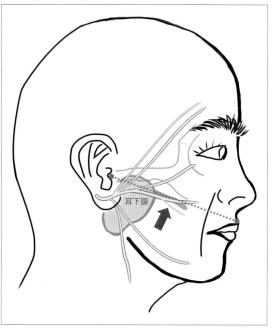

図 3. 耳下腺管の走行
耳下腺管（紫色）は耳珠と上口唇中央点を結ぶ線の中 1/3（矢印）とほぼ一致して走行している．

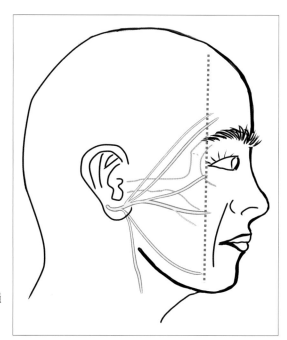

図 4.
顔面神経修復を積極的に考慮すべき領域
外眼角から垂直に下ろした線より耳側での神経損傷は神経修復を積極的に考慮する．

復が不良となりやすいが，縫合可能な枝が同定できるのであれば神経縫合を行うべきである．頬筋枝や頬骨枝領域は分枝・合流が多く比較的外傷による麻痺症状が出現しにくいが，縫合可能な枝が同定できれば縫合を行う．外眼角から垂直に下ろ

した線より耳側での神経損傷は，積極的に神経修復を考慮する（図4）．中顔面における比較的内側（正中寄り）での損傷であれば特に神経縫合を行わなくても深刻な麻痺症状を残すことは少ないが，その場合でも修復可能な枝が同定できれば修復を

行う.

頻度の高い側頭枝損傷では有効な動的再建の手段がなく，可能な限り神経修復を行い，回復が得られなければ陳旧性麻痺に対する静的再建術として眉毛挙上を行うという方針でよい.

神経修復のタイミング

受傷直後に神経修復が行えるのが理想的ではあるが，受傷直後では創の挫滅・汚染や出血・血腫などにより顔面神経分枝の同定・修復操作が困難となることも多い．神経修復は緊急手術でなくても日を改めて行うことが可能である．翌日以降によりよいマンパワーや手術室の環境(顕微鏡や神経刺激装置，手術器具など)が確保できるのであれば受傷直後には神経修復を行わず創部洗浄，止血，皮膚縫合のみを行い閉創，翌日以降に修復を行うのも一法である．受傷後2〜3日以内であれば神経刺激装置で末梢断端を同定できる可能性がある.

加えて外傷性顔面神経麻痺症例では脳損傷や脳出血などの生命にかかわる状態を合併している症例も多く，そのような状況ではそれに対する治療が優先される．また，顔面神経麻痺以外にも側頭骨内の重要臓器(中耳や内耳など)の障害や頭蓋内の障害などを伴う可能性も高く，さらに胸部・腹部・四肢などにも障害を伴うことがあるため，他科との綿密な連携が必要となる.

実際の手技について

局所麻酔薬を使用した後では麻痺が外傷によるものかが判別できなくなるので麻酔前に顔面表情筋の動きを確認しておく．「上目遣い」で前頭筋(側頭枝)の，「弱い閉瞼」や「強い閉瞼」で眼輪筋(頬骨枝)の，「イー」で頬骨筋(頬骨枝や頬筋枝)の，「ウー」で口輪筋(頬筋枝)の麻痺の有無を確認できる．口角下制筋(下顎縁枝)の麻痺は「口をへの字に曲げる」ことで確認し得るが，開口時の下口唇の左右差の有無(麻痺側の下口唇が下制され

ない)で確認するのが簡便でわかりやすい．同様の理由で全身麻酔下に神経刺激装置を用いて確認する場合においても局所麻酔薬の使用は避ける.

前述の如く広い視野で顔面神経の走行を直視下に観察できることは少ないので分枝を確認するには水平方向の走行ならびに部位別の神経走行の層を熟知しておく必要がある．神経縫合に際しては必ず顕微鏡下に行う．通常は10-0もしくは9-0ナイロンで神経上膜縫合を行う．直接縫合が困難な場合には大耳介神経もしくは腓腹神経をグラフトとして用いる.

側頭骨骨折に伴う顔面神経麻痺では一般に茎乳突孔より中枢での圧迫・損傷が疑われるが，急性期に行われる手術は減荷術や合併する外リンパ漏や耳小骨離断に対する鼓室形成術などが中心となり，形成外科医が直接関与することは少ないと思われる.

多くの症例で自然回復の可能性があるために即時の神経再建が行われることは稀であるが，同側顔面神経からの自然回復が望めないと判断された場合には既存の顔面表情筋を利用するための神経移行術の適応となる.

症　例

症例 1：55歳，男性．右顔面挫創(転倒による)(図5)

足がもつれて転倒した際に樹木に顔面を打撲，その際に右頬部から上口唇にかけて挫創を受傷した．口腔内への貫通は認めなかったが大頬骨筋の一部断裂が認められた．初診時口角挙上がやや弱くなっていた．縫合可能な太さの顔面神経断端を確認することが困難であったため神経修復は行わず，皮膚・皮下組織の縫合のみとした．術後9か月，頬骨筋と口輪筋の動きの弱さが残っているものの，整容面も含めて日常生活での不自由さはほとんどない程度までに回復した.

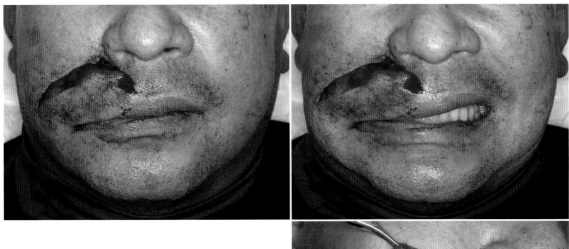

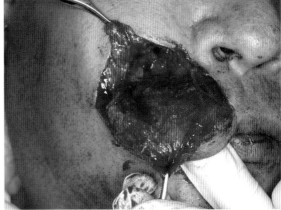

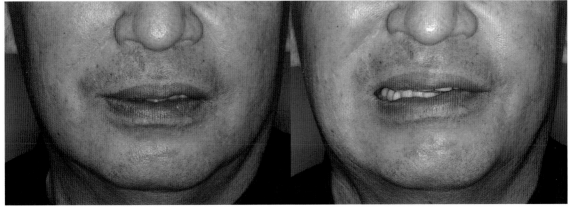

```
a b
 c
 d
```

図 5. 症例 1：55 歳，男性．右顔面挫創（転倒による）

a：右頬部から上口唇にかけた深い挫創を認めた．

b：口角の動きはやや低下していた．

c：大頬骨筋の一部断裂を認めたが，縫合可能な太さの顔面神経分枝を確認すること
　　はできなかったため，神経縫合は行わず，皮膚・皮下縫合のみを行った．

d：術後 9 か月．頬骨筋と口輪筋の動きの弱さが残っているものの，整容面も含めて
　　日常生活での不自由さはほとんどない程度までに回復した．（左：安静時，右：
　　「イー」時）

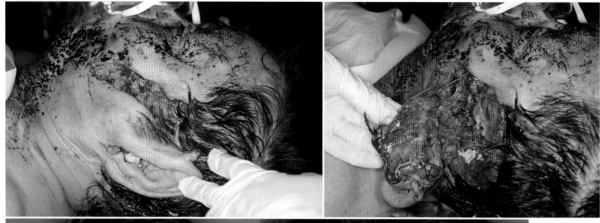

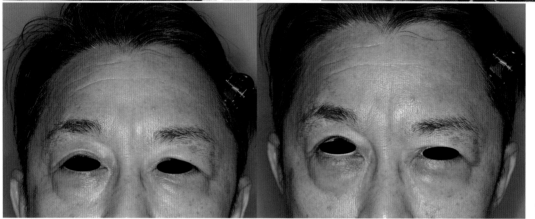

a
―
b

図 6．症例 2：54 歳，男性．左顔面挫創，左下顎関節突起骨折（熊外傷による）
a：登山中に熊に襲われ受傷．左耳介を含む左頬部から側頭部にかけての剝脱創
となっていた．搬送時，閉瞼はやや低下，眉毛挙上は不可能であった．創内を
探索しても縫合可能な分枝を見つけることができず，洗浄・止血後，皮膚縫合
のみを行った．
b：閉瞼機能は徐々に回復したが，術後 1 年 7 か月の時点でも前頭筋の回復は全
く得られず，眉毛下垂が残存している（左：安静時，右：上方視時）．

症例 2：54 歳，男性．左顔面挫創，左下顎関節
突起骨折（熊外傷による）（図 6）

　登山中に熊に襲われ受傷．左耳介を含む左頬部
から側頭部にかけての剝脱創となっていた．閉瞼
はやや低下，眉毛挙上は不可能であった．これら
より顔面神経側頭枝の損傷が疑われたが創内を探
索しても縫合可能な分枝を見つけることができ
ず，洗浄・止血後，皮膚縫合のみを行った．その
後閉瞼機能は徐々に回復したが，術後 1 年 7 か月
の時点でも前頭筋の回復は全く得られず，眉毛下
垂が残存しているため，近日中に眉毛挙上術を計
画している．

症例 3：75 歳，男性．左顔面挫創（熊外傷によ
る）（図 7，文献 3 より一部改変引用）

　農作業中に熊に襲われ受傷．創内で断裂した顔
面神経側頭枝を確認し，顕微鏡下に神経上膜縫合
を行った．術後 3 か月時点では前頭筋の動きは認
めなかったが，術後 1 年の時点では前頭筋の動き
の回復に伴い，眉毛挙上が可能となった．

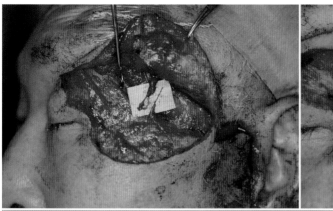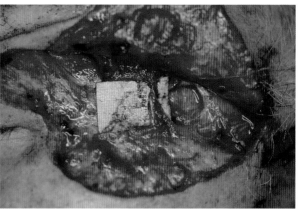

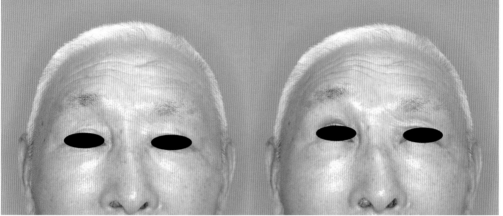

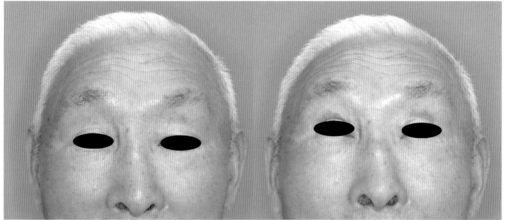

	a	b
	c	

図 7. 症例 3：75 歳，男性．左顔面挫創（熊外傷による）（文献 3 より一部改変引用）
a：創内を観察し，断裂した側頭枝を確認した．
b：10-0 ナイロンを用いて顕微鏡下に神経上膜縫合を行い，閉創した．
c：術後 3 か月時点では前頭筋の動きは認めなかったが，術後 1 年の時点では前頭
　 筋の動きの回復に伴い，眉毛挙上が可能となった．（上段：術後 3 か月（左：安静
　 時，右：上方視），下段：術後 1 年（左：安静時，右：上方視）

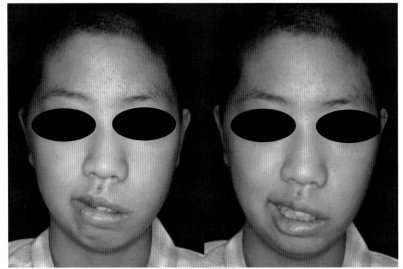

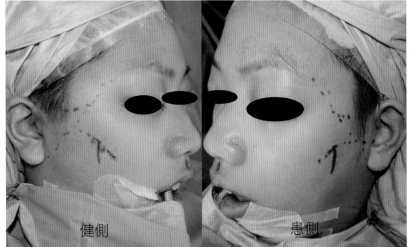

健側　　　　　　　　　患側

図 8-a，b.
症例4：22歳，女性．交通事故による
頭部外傷，側頭骨骨折後（文献3より
一部改変引用）
　a：受傷後2か月の時点で顔面神
　　経麻痺について当科紹介受診と
　　なった．左顔面神経完全麻痺を
　　認めた（左：安静時，右：「イー」
　　時）．
　b：口角と耳珠を結ぶ線の中点
　　（いわゆる Harii's point）を目安
　　に健側・患側ともに小切開をデ
　　ザインする．

　症例4：22歳，女性．交通事故による頭部外傷，側頭骨骨折後（図8，文献3より一部改変引用）
　救急搬送後緊急開頭血腫除去術，外減圧術施行，その1か月後に頭蓋形成術施行．受傷後2か月の時点で顔面神経麻痺について当科紹介受診となった．

　初診時左顔面神経の完全麻痺を認めた．自然回復の可能性は低いとの判断で早期（受傷後3か月）に腓腹神経を用いた左右頬筋枝間の顔面交叉神経移植を施行した．術後3年11か月の時点で安静時の対称性の改善，良好な口角の動きが得られている．

まとめ

　外傷性（非医原性のもの）顔面神経損傷の治療方針と実際につき解説した．

　顔面軟部組織損傷に伴うものでの基本方針は「縫合可能な神経枝が確認でき，断端同士が一次縫合できる場合には神経縫合，できない場合には神経移植を行う」のみであるが，広い視野で顔面神経全体を確認できることは稀であるために縫合可能な顔面神経の断端を見つけるのは必ずしも容易ではない．その症状より障害部位を推測し，その分枝の走行する位置や層を正しく理解しておくことが重要である．

　側頭骨骨折に伴う顔面神経麻痺に対しては受傷直後や超急性期に形成外科医が直接携わる機会は比較的少ないものと思われるが，良好な機能回復を得るために脱神経期間を短縮する必要があり，介入時期を逸することのないように関連他科との密な連携も重要である．

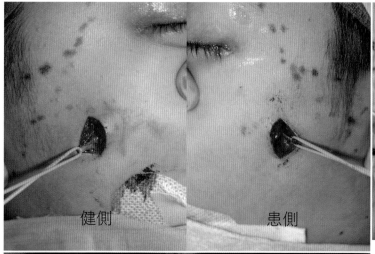

健側　　　　　　患側

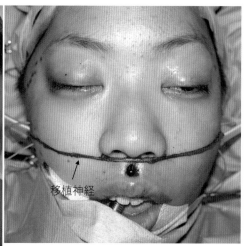

移植神経

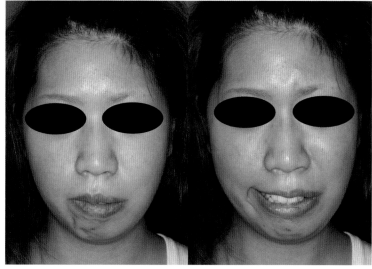

c	d
e	

図 8-c～e. 症例 4：22 歳，女性．交通事故による頭部外傷，側頭骨骨折後（文献 3 より一部改変引用）

c：頬部小切開より顔面神経の分枝をいくつか同定した後，各々の術中の電気刺激を行い，口角がよく動き，かつ眼輪筋や口輪筋の動きが少ない分枝を選ぶ．健側を参考に，患側でも神経縫合を行う枝を選ぶ．

d：移植神経を通す皮下トンネルは中継点を設けると操作が容易である．本症例では人中部に存在していた瘢痕の形成術を行い，中継点の小切開を兼ねることとしたが，通常は鼻翼部や鼻腔底，口腔内の切開を用いる．同定した枝を切断，健側中枢側断端と患側末梢側断端の間に神経移植を行う．神経縫合は 9-0 または 10-0 ナイロンを用いて神経上膜縫合を行う．

e：術後 3 年 11 か月の時点で安静時の対称性の改善，良好な口角の動きが得られている（左：安静時，右「イー」時）．

参考文献

1) May, M., et al.：Trauma to the facial nerve. External, Surgical and Iatrogenic. The facial Nerve May's 2nd edition. May, M., et al., eds. 213-382, Thieme, New York, 2000.

2) Zide, B. M.：The facial nerve-cranial nerve Ⅶ. Surgical anatomy around the orbit. 19-42, Lippincot Williams & Wilkins, Philadelphia, 2006.

3) 松田　健，曽束洋平：顔面神経麻痺　新鮮症例に対する再建．形成外科治療手技全書 Ⅵ再建外科．櫻井裕之ほか編．109-118，克誠堂出版，2021．

PEPARS　No.196：58-66, 2023

◆特集／顔の外傷 治療マニュアル

耳介の外傷

PEPARS

山内　誠*

Key Words：耳介外傷（ear injury），耳介変形（ear deformity），耳介欠損（ear defect），耳介血腫（auricular hematoma），軟骨膜炎（perichondritis）

Abstract　　耳介は血流のよい皮膚と薄い耳介軟骨により構成され，凹凸のある複雑な三次元構造を形成し，整容面だけではなく眼鏡やマスクの装着のために機能的にも重要な器官である．また，耳介は側頭部から突出しているため，様々な要因で外傷を受傷することがあり，耳介変形や欠損をきたすとその再建に苦慮することが多い．そのため，耳介の新鮮外傷の治療においては，耳介の解剖学的特徴を理解した上で，皮膚および耳介軟骨の損傷の程度を把握して評価することが重要である．創傷の状態や部位によって治療方法が異なり，適切な方法を選択する必要がある．耳介血腫は，血腫除去後の確実な圧迫固定が必要であり，それ以外の耳介外傷では，耳介軟骨を最大限温存し，かつ，軟骨膜炎を併発すると高度の耳介変形を起こすため，耳介軟骨を血流のよい組織で被覆することを念頭に置くべきである．

はじめに

　耳介は外表に露出し側頭部から聳立しているため，転倒，交通外傷，熱傷，凍傷，咬傷，スポーツなどの様々な要因で外傷を受傷することが多い部位である．耳介は整容面だけではなく，眼鏡やマスクの装着にも重要であり，一度，耳介の複雑な凹凸のある三次元構造が損なわれるとその再建は困難なことが多い．これを防ぐには，初期治療時の創状態の評価や治療方法の選択が重要である．本稿では，耳介外傷の治療において必要な解剖学的特徴，および，種々の損傷の程度に応じた治療方法について述べる[1)~4)]．

耳介の解剖学的特徴

　耳介の皮膚は薄く，皮下組織は耳介前面では耳介軟骨に密に接しており，耳介後面は若干厚みがあり粗に結合している．耳介軟骨は弾性軟骨で薄く，凹凸に富んだ複雑な形態をしている．

　耳介の外傷や外傷後組織欠損・変形の治療を行う上で，耳介の栄養血管である浅側頭動脈と後耳介動脈の血行支配領域を理解しておくことは重要である．耳介前面の血行支配領域については，Park ら[5)]により詳細に検討されており，"三角窩-舟状窩ネットワーク（triangular fossa-scapha network）"と"耳甲介ネットワーク（conchal network）"の2つからなり，それぞれが最終的に対耳輪で交通しているとされている（図1）．"三角窩-舟状窩ネットワーク"は，浅側頭動脈と後耳介動脈の三角窩，耳垂での穿通枝と耳介辺縁をまたぐ分枝による血管網により形成されており，"耳甲介ネットワーク"は後耳介動脈の耳甲介腔での穿通枝により形成されている．耳介後面の血行支配

* Makoto YAMAUCHI, 〒589-8511　大阪狭山市大野東 377-2　近畿大学形成外科，講師

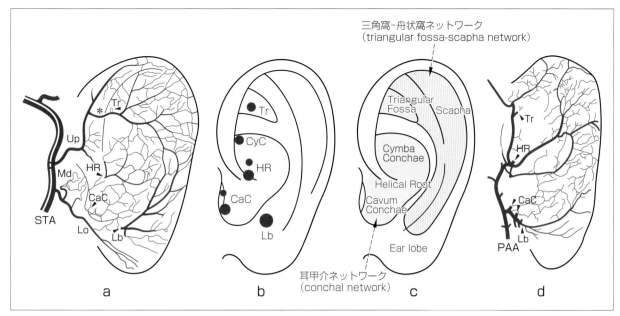

図1. 耳介の血行解剖（文献5より改変引用）
a：耳介前面での浅側頭動脈と後耳介動脈からの穿通枝の走行
b：耳介前面への後耳介動脈からの穿通枝の位置
c：耳介前面の血行支配領域
d：耳介後面での後耳介動脈の走行と穿通枝の位置
Tr：triangular fossa, HR：helical root, CaC：cavum conchae, Lb：ear lobe

は後耳介動脈からの3〜5本の分枝により栄養されている．また，耳介の頭側の側頭部には，側頭頭頂筋膜が存在し，浅側頭動脈により栄養され，非常に薄く柔軟で血流も豊富な比較的大きな筋膜弁として挙上できる有用な再建材料である．

初期治療

耳介の新鮮外傷の治療においては，まず，皮膚および耳介軟骨の損傷の程度を把握することが重要である．特に軟骨膜炎が起こると，容易に周囲に拡大して軟骨の融解を引き起こし，広範囲の軟骨を切除しないと治癒せず高度な耳介変形を起こす．そのため，耳介軟骨を露出させないよう血流のよい組織で被覆できるかが重要である．

初期治療は，一般の新鮮外傷の治療の原則に準じて，麻酔後，創部の洗浄を十分に行い，出血，異物の有無を含め創部の状態をよく確認する．皮膚損傷の部位から前述の浅側頭動脈と後耳介動脈による血行系がどの部分で損傷しているか，皮膚の色調や創縁の出血の状態から血流がどの程度保たれているかを把握する．治療時期は早期に適切な治療を行うのが好ましい．また，受傷原因（熱傷，咬傷，交通外傷など）からも皮膚や耳介軟骨の損傷程度の予想がつき，受傷時期などの問診も重要である．他にも必要に応じて，外耳道，鼓膜損傷の有無を確認し，CT撮影を行って頭蓋内出血，顔面骨骨折の有無を見逃さないように努める．

皮膚欠損の有無，耳介軟骨の露出および欠損の有無などにより治療方法を決定する．耳介は血流の良好な部位なので受傷後24時間以内であれば一次縫合可能であるとされている．しかし，耳介から完全に切断されている組織片を血管吻合により再接着して縫合する場合には受傷後数時間以内に行わないと生着率は低下する．

治療方法

皮膚自体に損傷を受けない耳介血腫とそれ以外の皮膚に損傷を受ける耳介外傷では，治療方針が

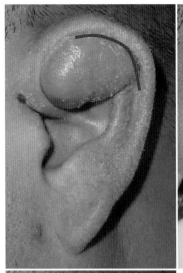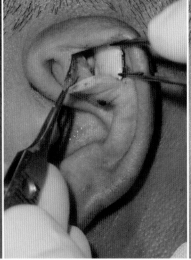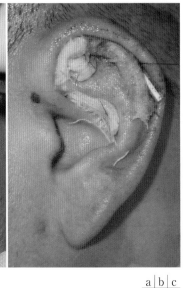

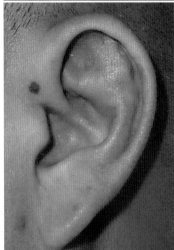

図 2.

耳介血腫

　a：耳輪に沿って皮膚切開線をデザイン（赤線）

　b：耳介前面の皮膚側に軟骨膜および線維様組織を認める.

　c：血腫の再貯留予防のため, 耳介前後面を挟み込むよう
　　にボルスター固定による圧迫固定を行う.

　d：術後 1 か月の状態

異なる. 後者はさらに耳介切創・挫滅創・剝脱創,
切断耳介, 耳介組織欠損に分けて, 治療方法を解
説する.

1. 耳介血腫

　耳介血腫は, 耳介に鈍的な外力が反復して加わ
ることにより, 軟骨から軟骨膜が剝離され, 軟骨
膜下に血腫を生じた状態である. 耳介に慢性的に
外力が加わるスポーツ競技者によく見られ, 耳介
前面の上半部（舟状窩）に発生しやすい. スポーツ
以外にも, バイクのヘルメットの脱着により発症
することもある. 外見は, 耳介に暗赤色もしくは
赤みを伴わない柔らかい波動のある腫脹を認め
る. 自覚症状はほとんどないが, 疼痛や熱感を伴
うことがある. 耳介血腫を繰り返すとカリフラ

ワー耳のような耳介変形をきたす.

　治療は, 新鮮例や軽症例では, 冷却, 圧迫を行
い, 安静が保てれば, 自然治癒するとされている
が, 多くの場合, 穿刺吸引または切開除去した後,
圧迫固定が必要である. 耳介周囲には頭髪がある
ため, テープでの通常の圧迫では不十分なことが
多く, 耳介軟骨の形状に沿って, 三角窩, 舟状窩,
耳甲介にガーゼもしくはソフラチュール®を充填
し, 同様に耳介後面にも当てて, 耳介を貫通させ
て耳介前後面でボルスター固定による圧迫固定を
約 1 週間行う. 我々は, 実際には新鮮例でも, 一
度の穿刺吸引では再貯留することが多いため, 小
切開を行いペンローズドレーンを留置している.
また, 再発例, 穿刺吸引で十分な血腫除去ができ
なかった症例, 血腫形成してから日数が経過した
症例では, 皮膚を切開し, 血腫や線維様組織の完
全な除去を行った後, 新鮮例と同様にペンローズ
ドレーンの留置およびボルスター固定による圧迫
固定を行う（図 2）. 特に耳介皮膚側に白色の肥厚
した軟骨膜および線維様組織が付着している場合
は確実に切除しないと再発することが多い.

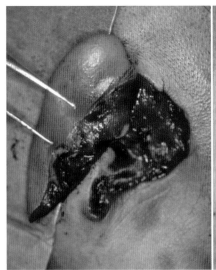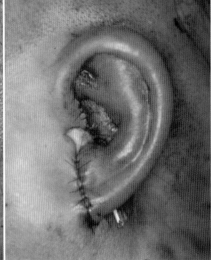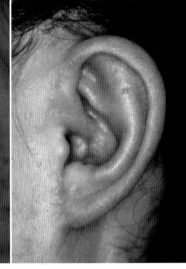

a｜b｜c

図 3. 耳介不全切断
a：耳輪頭側の幅 1 cm のみで側頭部に付着していた.
b：耳介を元の位置に戻して縫合した.
c：耳介は完全に生着した.

2．耳介切創，挫滅創，剥脱創

皮膚欠損もなく耳介軟骨が露出していない耳輪辺縁のみの軽傷例では，保存的治療でも治癒するが，多くの場合，手術（縫合）が必要である．皮膚および耳介軟骨ともにほとんど欠損のない場合には，耳介は豊富な血流を有しているため，皮膚および軟骨のデブリードマンは，汚染や挫滅の強い部分に限局して最小限に行うべきである．確実な異物除去やデブリードマンを行ったのち，皮膚および軟骨を正しい位置に層ごとに縫合する．耳介軟骨を縫合する際には，耳介変形をきたさないよう形態を意識し，かつ，軟骨膜炎の危険性を少なくするため，最小限の縫合固定を行う．皮膚は，連続性が細い茎だけでも保たれていれば，元の位置に戻して縫合することで生着することが多い．また，耳介全体の不全切断のような場合でも，適切かつ愛護的な縫合固定により完全に生着することもある（図 3）．

次に皮膚欠損のある場合は，耳介軟骨に欠損がなく軟骨膜が温存されていれば，植皮でも可能である．しかし，縫合後に皮膚が壊死した場合には，小範囲の欠損でも直接縫合が難しいことも多く，皮弁による被覆を考慮する必要がある．他にも皮膚の損傷が著しい場合には，耳介軟骨を側頭頭頂筋膜で被覆し，筋膜上に植皮を併用することもある[6]．耳介熱傷の場合，受傷直後は皮膚欠損がないように見えても，耳輪や対耳輪などの突出部は深くなることが多く，軟骨膜炎を引き起こし，高度な耳介変形をきたすことがあるため，早期に植皮をすることが望ましい．しかし，重症の広範囲熱傷に合併して見られるので，早期の植皮が困難な場合もあり，軟骨の露出および軟骨膜炎を起こさないよう予防的配慮が必要である．

3．切断耳介

切断された範囲が小さい場合は，創辺縁を楔状に切除して縫縮するか，切断された組織片を複合組織移植として欠損部に縫合する．切断耳介が大きい場合は，複合組織移植と同様に固定してもよいが，耳介軟骨の薄くかつ複雑な形態を再建するのは難しいため，軟骨を温存するため最大限努力すべきである．切断耳介に損傷がある場合，周囲組織と移植片との接触面積を増加させ血行再開の可能性を高める工夫が行われており，Baudet ら[7]の方法や Mladick ら[8]の皮下ポケット法が代表的である．前者の方法は耳介前面皮膚の損傷が軽度な場合に，耳介後方の側頭部に切断耳介を複合組

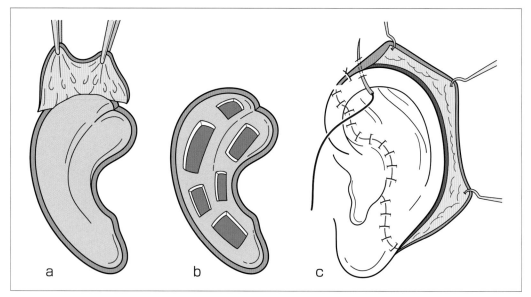

図 4. Baudet らの方法（文献 7 より改変引用）
a，b：切断耳介後面の皮膚を切除し，耳介前面皮膚への血流を確保
するため，耳介軟骨も所々開窓するように切除する.
c：細工した切断耳介を残存耳介と縫合して側頭部に移植する.

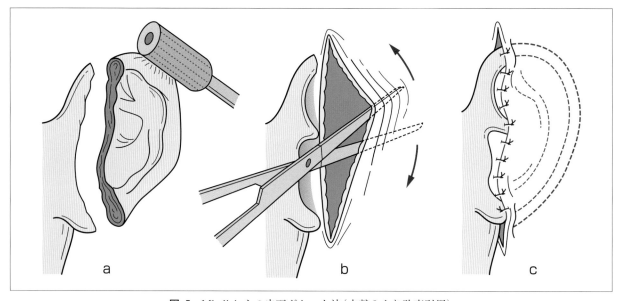

図 5. Mladick らの皮下ポケット法（文献 8 より改変引用）
a：切断耳介表面の表皮を軽く削る.
b，c：耳介後方の側頭部に皮下ポケットを作成し，残存耳介に切断耳介を
縫合して皮下ポケットに埋め込む.

織移植する方法である（図 4）．その際，切断耳介
の後面の皮膚は切除し，耳介軟骨も所々開窓する
ように切除し，耳介前面皮膚への血流を確保す
る．2 週間後に耳介を挙上し，耳介後面に皮膚移
植を行う．次に後者の方法は耳介前面皮膚に損傷

がある場合に，切断された耳介表面の表皮を軽く
削って，上皮化能力を温存した状態の耳介軟骨を
残存耳介に縫合した上で，耳介後方の側頭部皮下
に一時的に埋め込む方法である（図 5）．これによ
り切断された耳介組織へ皮下ポケットの周囲組織

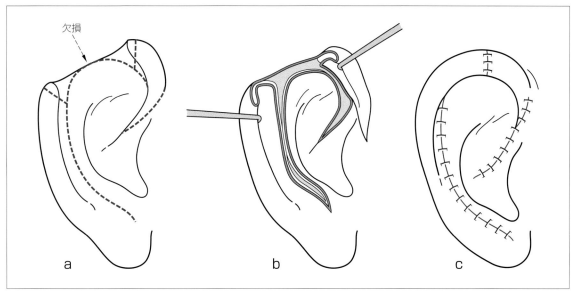

図 6. Antia 法（文献 9 より改変引用）

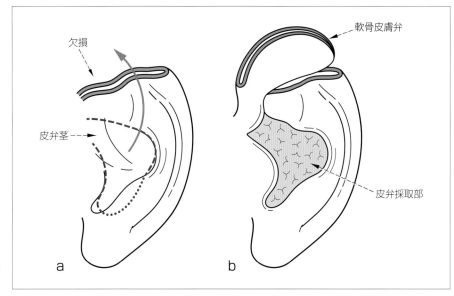

図 7.
Donelan 法
（文献 10 より改変引用）

から血行が再開する．約 2 週間後に周囲からの血行が確保された状態で耳介前面のみを皮下ポケットより剝離して耳介前面の上皮化を促し，さらにその 1 週間後に耳介後面をポケットより剝離して耳介を挙上する．

4．耳介組織欠損

軟骨を含んだ全層欠損の場合，切断された組織片により複合組織移植としたり，一期的に局所皮膚（軟骨）弁で再建する．皮膚や軟骨の損傷が強い場合や複合組織移植がうまく生着しなかった場合は，断端辺縁を一旦縫合し，創部が安定してから二期的に再建してもよい．新鮮耳介欠損に対し，

一期的に利用可能な代表的な方法に Antia ら[9]の方法や耳甲介からの軟骨皮膚弁[10)11)]がある．前者の方法は，欠損が比較的耳介の辺縁にある場合に，耳輪と耳介後面の皮膚軟骨を一体として皮弁状に剝離し，この軟骨皮膚弁を回転するように移動して再建する方法である（図 6）．耳介が小さくなるという欠点はあるものの，4 cm くらいまでの欠損であれば再建可能とされている．後者の方法は，Donelan 法[10)]や Yotsuyanagi ら[11)]の方法で耳甲介部分の軟骨皮膚弁を耳輪脚を茎として挙上し耳介上方の欠損を再建する方法である（図 7，8）．他にも，耳介後面の耳介側頭溝からの局所皮膚弁

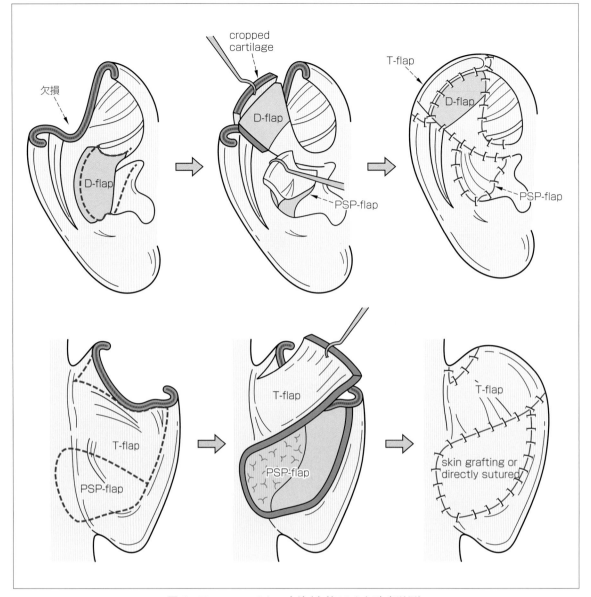

図 8. Yotsuyanagi らの方法（文献 11 より改変引用）

だけでも欠損部の一期的な被覆は可能であるが，皮膚弁だけでは耳介形態の再建は難しいため，二期的に軟骨支柱（耳介軟骨や肋軟骨）の追加は必要なことがある．

　耳介の 1/3 以上の大きな欠損では，小耳症と同様に肋軟骨から耳介欠損部分の肋軟骨フレームを作成し，残存している耳介軟骨と縫合して肋軟骨フレームを側頭頭頂筋膜で被覆し植皮を行う（図 9）．この方法を行う場合，外傷を受傷した際に側頭頭頂筋膜の栄養血管である浅側頭動脈が損傷し

ている可能性があるため，事前にドップラーなどで血流系の評価を行い，利用可能か検討する必要がある．また，肋軟骨も成人例では骨化していて細かい細工が困難なことが多く注意が必要である．しかし，耳介欠損の部位を関係なく比較的広範囲に対応できる有用な方法である．

まとめ

　耳介外傷の程度による具体的な治療方法について述べた．耳介血腫は，確実なボルスター固定に

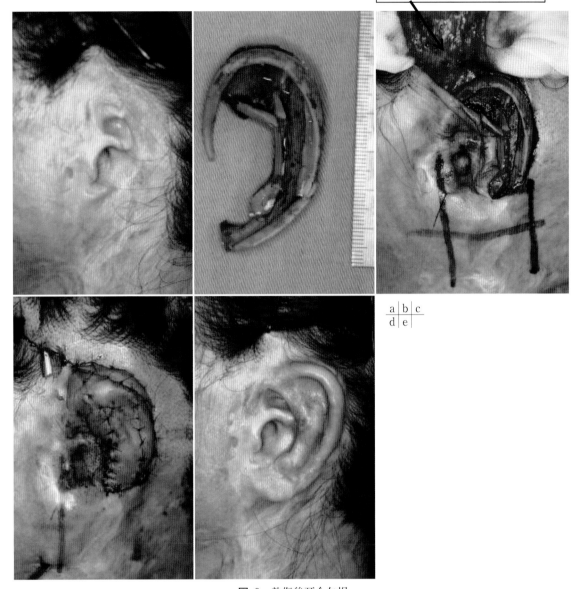

側頭頭頂筋膜

| a | b | c |
| d | e | |

図 9. 熱傷後耳介欠損
a：術前の状態．耳垂・耳輪を含めて欠損し，耳介自体が側頭部に癒着している．
b：肋軟骨フレーム
c：肋軟骨フレームを側頭部皮下に挿入し，側頭頭頂筋膜にて被覆した．
d：手術終了時の状態．側頭頭頂筋膜上に植皮をした．
e：術後 2 年の状態．比較的良好な耳介形態を維持している．

よる圧迫固定が必要であり，陳旧例では皮膚側の線維様組織の切除が重要である．それ以外の耳介外傷では，耳介軟骨を可能な限り最大限温存し，かつ，軟骨膜炎を起こさないよう耳介軟骨を血行のよい組織で被覆する必要があり，初期治療時の

評価と治療方針の決定が重要である．

参考文献

1) Mueller, R. V.：Facial trauma：Soft tissue injuries, ears. Plastic Surgery. 3rd ed. 39-42, Else-

vier, London, 2013.
Summary　耳介の外傷に関する教科書である.

2）Brent, B. D.：Reconstruction of the ear, acquired deformities. Plastic Surgery. 3rd ed. 207-221, Elsevier, London, 2013.
Summary　耳介の組織欠損に関する教科書である.

3）Punjabi, A. P., et al.：Management of injuries to the auricle. J Oral Maxillofac Surg. 55：732-739, 1997.
Summary　耳介の外傷に対する代表的な対処法をまとめた著書である.

4）四ッ柳高敏, 山内　誠：耳介. 創傷外科. 波利井清紀ほか編. 17-20, 克誠堂出版, 2015.
Summary　耳介の外傷に対する代表的な対処法をまとめた著書である.

5）Park, C., et al.：Arterial supply of the anterior ear. Plast Reconstr Surg. 90：38-44, 1992.
Summary　耳介の栄養血管である浅側頭動脈と後耳介動脈の草稿と血行支配領域について詳細に検討している.

6）吉川摩由ほか：耳介皮膚剝脱創に対して側頭頭頂筋膜弁を用いて再建した1例. 形成外科. 52：1467-1471, 2009.

Summary　耳介前面の広範な皮膚剝脱創に対し, 側頭頭頂筋を用いて耳介軟骨を被覆した報告である.

7）Baudet, J., et al.：A propos d'un procédé original de réimplantation d'un pavillon de l'oreille totalement séparé［A new technic for the reimplantation of a completely severed auricle］. Ann Chir Plast. 17：67-72, 1972.

8）Mladick, R. A., Carraway, J. H.：Ear reattachment by the modified pocket principle. Case report. Plast Reconstr Surg. 51：584-587, 1973.

9）Antia, N. H., Buch, V. I.：Chondrocutaneous advancement flap for the marginal defect of the ear. Plast Reconstr Surg. 39：472-477, 1967.
Summary　耳介頭側の部分欠損に対する代表的な軟骨皮膚弁の原著である.

10）Donelan, M. B.：Conchal transposition flap for postburn ear deformities. Plast Reconstr Surg. 83：641-654, 1989.

11）Yotsuyanagi, T., et al.：Reconstruction of defects involving the upper one-third of the auricle. Plast Reconstr Surg. 102：988-992, 1998.
Summary　耳介頭側部分欠損に対する耳甲介軟骨皮膚弁の方法について述べた.

好評につき増刷出来

超アトラス 眼瞼手術
―眼科・形成外科の考えるポイント―

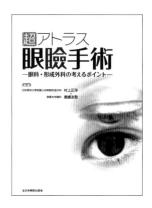

編集　日本医科大学武蔵小杉病院形成外科　村上正洋
　　　群馬大学眼科　鹿嶋友敬

B5判／オールカラー／258頁／定価10,780円(価格9,800円＋税)／14年10月発行

アトラスを超える**超アトラス**！
眼瞼手術の基本・準備から，部位別・疾患別の術式までを
盛り込んだ充実の内容.
786枚の図を用いたビジュアル的な解説で，実際の手技が
イメージしやすく，初学者にも熟練者にも必ず役立つ1冊！

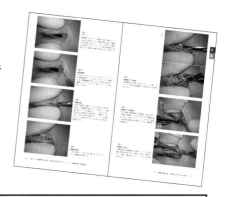

◀さらに詳しい内容は弊社 HP を Check!

株式会社
全日本病院出版会　www.zenniti.com

〒113-0033 東京都文京区本郷 3-16-4　Tel:03-5689-5989
Fax:03-5689-8030

PEPARS　No.196：68-76, 2023

◆特集／顔の外傷 治療マニュアル

中顔面の骨折：頬骨・眼窩骨折

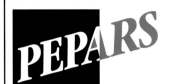

諸富公昭*1　　藤川平四郎*2　　前田周作*3　　出口綾香*4　　元村尚嗣*5

Key Words：頬骨骨折(zygomatic fracture), 眼窩底骨折(blowout fracture), 診断(diagnosis), 整復(bone reduction), 骨固定(osteosynthesis)

Abstract　　顔面外傷の治療は，機能性はもちろん審美性にも配慮した治療を行う必要がある．顔面骨骨折では軟部組織や隣接する骨折を伴っていることもあるため，形成外科医だけではなく，他科医師と連携をとることも大切である．本稿では，顔面骨骨折の中でも比較的取り扱うことが多い頬骨骨折と眼窩骨折(主に眼窩底骨折)の治療方法について，基本的な治療方針と臨床上注意すべき点を解説する．

はじめに

　顔面外傷の治療は，機能性はもちろん審美性にも配慮する必要があるため，形成外科医が専門的な治療を行っている施設が多い．治療目標は決して骨・歯牙などの硬組織の整復だけで達成されるものではなく，軟部組織を含めた顔の形そのものを整容的にも受け入れることができる状態にまで復元しなければならない．本稿では，顔面骨骨折の中でも比較的取り扱うことが多い頬骨骨折と眼窩骨折(主に眼窩底骨折)の治療方法について，基本的な治療方針と臨床上注意すべき点を含めて述べる．

*1　Tadaaki MOROTOMI, 〒545-8586　大阪市阿倍野区旭町 1-5-7　大阪公立大学大学院医学研究科形成外科学, 准教授
*2　Heishirou FUJIKAWA, 同, 病院講師
*3　Shusaku MAEDA, 同, 病院講師
*4　Ayaka DEGUCHI, 同, 病院講師
*5　Hisashi MOTOMURA, 同, 教授

頬骨骨折

　頬骨骨折の原因は，転倒や交通外傷，暴力行為，スポーツなどが挙げられ，日々の形成外科診療でしばしば見受けられる外傷の1つである．頬骨には4方向に buttress(図1)があることを理解し，骨折部位を判断していく．一般に，頬骨の骨折，と表現されているが，ほとんどの場合は頬骨自体の骨折ではなく，縫合線または隣接する骨の骨折であり，特に内側への偏位は，通常，上顎骨(眼窩底，前壁，側壁)の骨折によるものである[1]．したがって，症状は，頬部や眼瞼の腫脹，頬部の変形，開口障害に加え，その解剖学的な特徴から，眼窩下神経や上歯槽神経障害による頬部や歯牙・歯肉の知覚異常，眼窩内容物(眼窩内脂肪や外眼筋)の損傷による眼球陥凹や眼球運動障害，また頻度は低いが眼窩内の動脈や顎動脈からの出血など，多岐にわたる．相応な外力による骨折であるため，必要に応じて全身の精査も行うことも忘れてはならない．なかでも臨床上注意を要するものとして，

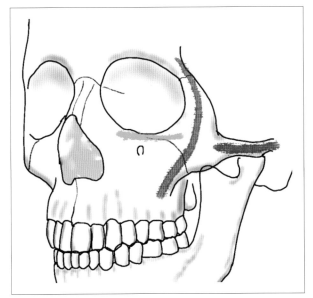

図 1. 頬骨の buttress 構造
緑：水平，赤：垂直(頭側・尾側)，青：矢状

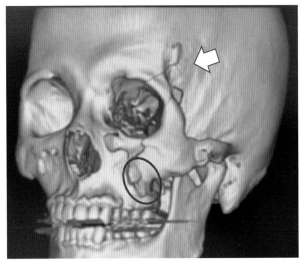

図 2. (左)頬骨骨折の 3D-CT 画像
頬骨の陥凹変形を認める．眼窩外側から側頭骨に骨折が波及している(矢印)．
骨折を診断する際は，周囲の骨折の波及を確認する必要がある．
下稜部は粉砕されている(赤丸)．

頭蓋合併損傷はもちろん，視力障害の有無の確認は必須である．初診時の眼症状として，視力障害の原因精査(球後出血，視神経管骨折，外傷性視神経症)，緊急で眼窩減圧術を施行しなければならない症例，視神経管開放手術およびステロイドパルス療法が必要な視神経管骨折例など[2]の診断とその対処を的確に判断して行うことが求められる．腫脹が強く開瞼不能例であっても，決して視力障害の評価を怠ってはならない．また，口腔内の所見，特に歯槽部や歯牙損傷の有無については直視下でも確認し，症状に応じては歯科との連携が必要となる．

1. 診 断

まず，問診・視診にて局所だけではなく全身の状態を把握する．この時に，頭部外傷，眼外傷，また他の損傷について精査が必要か否かを判断し，必要であれば他科との連携を取りながら外傷の程度を判断していく．顔面骨骨折の診断は，CTにて判断できるが，3D-CT 画像では骨折線が描出されない場合があるので，必ずスライス画像と併せて骨折部を同定していく．骨折の分類として

は，X線(Waters 撮影)を用いて，Group 1：有意な偏位なし，Group 2：頬骨弓骨折，Group 3：回転を伴わない陥凹骨折，：Group 4：内側回転を伴う骨折，Group 5：外側回転を伴う骨折，と5種類に分類したものがあり簡便で状態を把握しやすい[1]．最近では，3DCT 画像から，A：incomplete fractures(buttress が1か所温存された骨折)，B：tetrapod fractures(buttress が全て骨折)，C：comminuted fracture(粉砕骨折)，などと分類する概念も提唱されており[3]，各骨折型によっての治療方法や予後などが議論されている．CT を読影する際には，頬骨周囲の骨折の波及(例えば側頭骨骨折など(図2))，広範な血腫形成の有無確認はもちろん，顎動脈損傷による仮性動脈瘤[4]の報告もあるので，骨折部だけでなく軟部陰影の変化にも注意を払う．ちなみに，上眼窩裂症候群の発生率は0.3〜0.8%[5)6]，外傷性視神経障害の発生率は2〜6%[7)8]と言われており，随伴する症状からこれらの診断を確実にしていく必要がある．

2. 治 療

転位がないか，もしくは極わずかであれば保存

的治療が可能であるが，転位を伴う場合は手術の適応となる．手術は2週間以内に行うことができれば特に問題はなく授動可能であるが，これを超えると損傷部に生じる瘢痕により整復が困難になっていく．一般に，骨固定にはミニプレートによる3点固定（頬骨前頭縫合部，眼窩下縁，頬骨体部下稜）が行われることが多い．眼窩部の腫脹が強い時はステロイド系抗炎症薬を術中や術後に使用する場合があるが，手術創治癒障害のリスクの指摘もあるため[9]，投与する場合は慎重に判断する必要がある．

A．手術アプローチ

プレート固定を予定している部位に相当する箇所でそれぞれ切開線を設定する．

1）頬骨前頭縫合部

眉毛外側下に10〜15 mm程度，水平方向に設定することが多い．局麻後，15番メスにて皮切し，下層の眼輪筋の筋線維に沿ってやや斜め方向に展開し骨膜に到達する．骨膜は眼窩骨縁に沿って電気メスにて切開し，ラスパトリウムにて骨膜下に剥離を進め，骨折部を同定する．瘢痕が介在している場合は可及的に除去する．骨片の可動性が乏しい場合は，オステオトームなどを骨破断部に挿入し，ひねるように力を加えて授動させている（Lorenz®の8 mm幅ウェッジオステオトームが使いやすい）．骨膜の剥離はできるだけプレートを置く範囲にとどめるように心がける．

2）眼窩下縁

経結膜切開，経皮切開（睫毛下や下眼瞼切開）からアプローチする．成書に詳細が解説されているので詳細を省くが，各切開の長所と短所を理解した上で選択し適切な手技で行いさえすれば，特にいずれの切開でも問題はないと考えている．剥離展開と閉創時の操作をレイヤーごとに扱うようにすれば，下眼瞼の後退や外反は生じずに目立たない手術創となり，かつドレーン留置も可能であるので，筆者は睫毛下切開を好んで選択している．一般的な睫毛下切開では，下眼瞼の睫毛から1〜2 mm程度尾側に切開線を設定し，皮膚切開部から眼輪筋上を尾側に3〜4 mm程度剥離して眼輪筋下層に入る．次いで眼窩隔膜上を尾側に剥離展開して眼窩下縁に到達し，眼窩下縁の骨膜切開を電気メスにて行う．その後はラスパトリウムにて鋭的に骨膜下を剥離展開し，骨折部を確認する．ちなみに筆者は，皮切後，眼輪筋を外側で鈍的に割き，小孔を作成して眼窩縁骨膜上に達し，そこから剪刃を挿入して眼窩隔膜上を鈍的に剥離，その後，眼輪筋を剪刃にて切開する方法で眼窩下縁にアプローチしている[10]．一方で閉創の際には，眼窩側と頬側の骨膜を確実に縫合して頬の軟部組織の下垂を予防する．また，切開部の外側では頬部皮下組織が比較的厚いため，陥凹変形を防ぐ目的で皮下脂肪層での縫合を確実に行うようにするとよい．

3）頬骨体部下稜

上顎口腔前庭部で，歯肉頬粘膜移行部より約5 mm程度頬側に切開線を置く．片側であれば近心側は犬歯，遠心側は耳下腺乳頭に注意して第2大臼歯あたりまでに設定すれば十分な視野を確保できる．粘膜はメスにて切開するが，粘膜下組織，骨膜は電気メスにて切開する．上顎骨前面から側面にかけて，骨膜下剥離を進めていくが，下稜では粉砕骨折となっていることが多いため（図2），小さな骨片は愛護的操作を行う．ここでも剥離範囲はできるだけ骨折を確認し得る範囲で，かつプレートを留置する範囲にとどめるように心がける．深部を展開する必要がある時には，体部に付着する咬筋を剥離・離断するが，ラスパトリウムでは難しいため，電気メスを用いて咬筋を切離する．

B．整復固定

骨折部を確認して授動させた後，プレートなどを用いて整復固定する．プレートはチタン性や吸収性素材のプレートが販売されているが，最近では，基本的に抜去不要な吸収性プレートを選択している．ただし，吸収性素材のプレートは，強度の不足や吸収過程で膨化することがあるなどの課題を理解した上で使用する必要がある．骨片の復

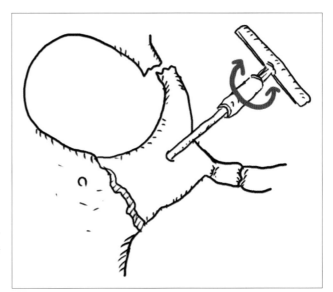

図 3.
(左)頬骨の整復
T字状バーを使用し，骨片を復位させる．
ラスパトリウムやU字起子では1方向の骨片
移動となるが，T字状バーでは3次元的な骨
移動が可能になる．

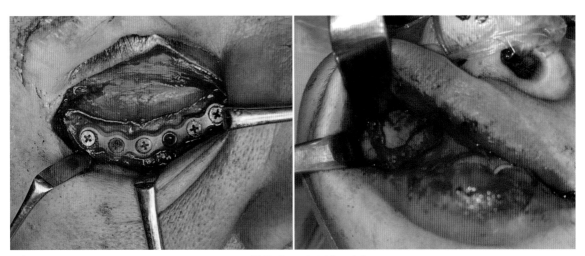

a | b

図 4. 頬骨プレート固定の実際
a：65歳，男性(右頬骨骨折)．眼窩下縁には弯曲型の吸収性プレートを用いた(睫毛下切開)．
b：28歳，女性(右頬骨骨折)．歯牙の損傷を避けるため，下稜にはL字型の吸収性プレートを
用いた(口腔前庭切開)．

位には，T字状バーを用いると3次元的に骨片を
移動させてより正確な整復ができる(筆者は
DePuy Synthes 社の Threaded Reduction Tool®
(図3)を使用している)．

　骨固定は，まず，頬骨前頭縫合部の固定から始
める[11]．ここを支点にし，T字状バーを操作しな
がら直視下に眼窩縁，下稜のアライメントを整復
していくが，整復は基本的には骨折部の連続性を
確認していく作業になる．しかしながら，特に眼
窩縁においては，その連続性が復元できたからと
いってその位置が正しいわけではないことに注意

する．たとえば頬骨弓の安定性が悪いような骨折
では，体部の挙上が不足している場合があり，こ
の時は頬骨弓が外側へ弯曲してしまい，結果的に
顔面横径の増大と頬骨体部の平坦化が残ってしま
う．使用するプレートは，頬骨前頭縫合部では
3～4穴ストレート，眼窩下縁部では6～8穴弯曲
型，下稜部では5～8穴L字型の各プレートを使
用することが多い(図4)．咬筋による負荷を原因
とした頬骨の後戻りを防ぐことも重要で，頬骨前
頭縫合および下稜での確実な固定が必要であると
力学的に証明されている[12]．

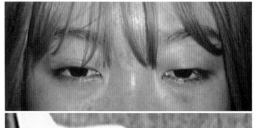

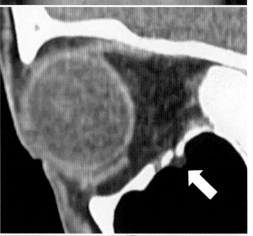

図 5.
（左）眼窩底骨折
19歳，女性，トランポリンにより受傷．嘔気あり．緊急手術により，絞扼を解除した．
   a〜d：来院時
      a：正面写真：左下眼瞼に軽度皮下出血を伴うが，腫脹はない．
      b：CT 矢状断画像：tear drop sign（矢印）
      c：Hess チャート：強い上転障害あり．
      d：両眼単一視野検査：全方向で複視
   e，f：術後 1 年経過時
      e：Hess チャート：眼球運動制限なし．
      f：両眼単一視野検査：複視を認めない．

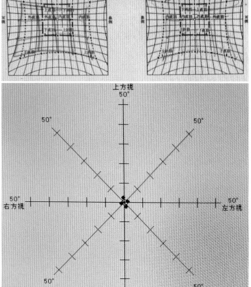

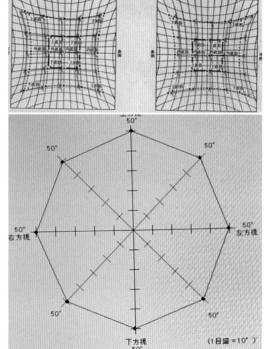

眼窩骨折

　眼窩骨折は，原因として頬骨骨折と同様なものが挙げられ，眼窩内容物の副鼻腔へのヘルニアによる眼球陥凹や外眼筋の障害，また眼窩下神経損傷などが主な症状となっている．球結膜下出血や前房出血，また網膜振盪や水晶体脱臼などの眼内

損傷が合併する場合もあるので[13]，眼科診察は必ず依頼し，必要であれば併せて治療を進めていく．眼窩底骨折は線状骨折，トラップドア骨折，打ち抜き骨折など骨折の状態により分類されている．特に小児の線状骨折やトラップドア骨折では眼窩内組織の絞扼が生じることがあるので注意する．Missing muscle など外眼筋の絞扼の判断は比

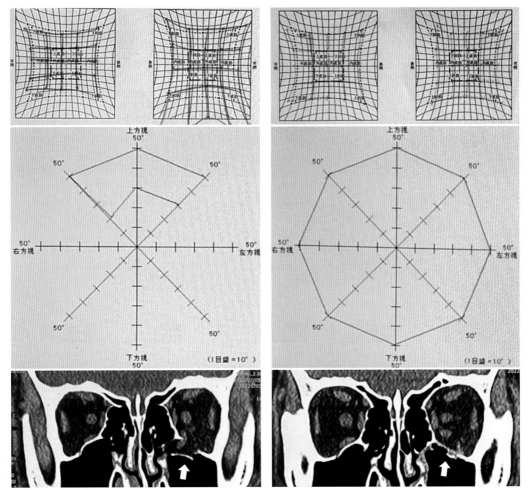

図 6.（左）眼窩底骨折

21 歳，男性，交通外傷により受傷．嘔気あり．緊急手術により，絞扼を解除した．

a～c：来院時
    a：Hess チャート：強い下転障害あり
    b：両眼単一視野検査：上方視以外で複視
    c：CT 冠状断画像：眼窩内容のヘルニアがあり（矢印），下直筋が変形している．

d～f：術後 6 か月経過時
    d：Hess チャート：眼球運動制限なし
    e：両眼単一視野検査：複視を認めない．
    f：CT 冠状断画像：整復されている．

較的容易であるが，tear drop sign[14] と言われる上顎洞粘膜の小さな膨隆の有無も確実に診断しなければならない．Tear drop sign を認めた場合，ごくわずかな組織の逸脱であっても，眼窩内脂肪織内に存在する intermuscular septum[15] の絞扼があれば，強い嘔気や眼球運動障害が生じるため，緊急手術の適応となることがある（図5）．Intermuscular septum は骨膜や外眼筋を含み眼窩内脂肪織内に存在する線維中隔で，脂肪織だけの小さなヘルニアや絞扼だけでもこの線維を介在して外眼筋の運動障害が生じる．眼窩内の解剖については，外眼筋，神経・血管はもとより，さらに眼窩内脂肪織内に存在する intermuscular septum の存在を理解しなければならない．また，外眼筋が骨折部との干渉が強い場合も，外眼筋の不可逆的な損傷を防ぐために，早急な手術が望まれる（図6）．

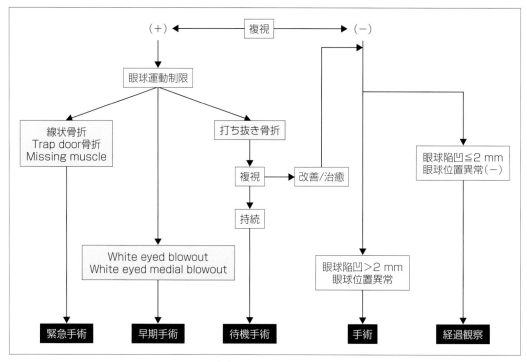

図 7. 眼窩底骨折の治療アルゴリズム

（文献 17 より引用）

1．診 断

症状としては，複視，眼球陥凹，頬部の知覚障害，眼迷走神経反射の有無を確認するが，眼球損傷の評価も忘れてはならない．画像診断としては，CT や MRI が有用である．画像にて外眼筋の変形や腫脹，骨折部位との干渉などを把握しておく．CT では，水平断，冠状断，矢状断（筆者は視神経軸に併せた断面を利用している）の各画像で，適宜ウィンドウレベルを調整しながら損傷部を確認している．MRI では，外眼筋やヘルニアの評価をできるが，特に陳旧例では cine mode MRI を用いると外眼筋の動的な伸展収縮を可視化できる[16]．眼科的診断も必須で，Hess チャート（Hess 赤緑試験）に加えて，両眼単一視野検査（両眼注視野検査）も必ず行い，症状の経過観察にも利用している．手術適応についてはこれまで諸家の報告があるが，複視を伴う線状骨折・トラップドア骨折・Missing muscle は緊急手術，打ち抜き骨折は待機手術を原則とし，眼球陥凹に対する手術適応は 2 mm 以上の陥凹を基準としている（図 7）[17]．

2．治 療

A．手術アプローチ

眼窩内側壁・眼窩底骨折ともに経皮切開と経結膜切開があるが，眼窩底骨折に対しては，広く展開できることと，術後にドレーン留置が可能であるという利点から，頬骨骨折のアプローチで既に述べた睫毛下切開を主に選択している．整復には眼窩底深部へ剝離操作が必要であるが，骨折部の周囲から骨膜下の剝離を進めて骨折部全周を確認，可能であれば骨膜の損傷を可及的に修復しておく．眼窩下神経は，直径 4 mm のツッペルガーゼを用いて周囲組織と剝離して神経束のみとし，眼窩内容物と確実に分けて処理している．また，上顎洞粘膜や小骨片の眼窩内への迷入がないことも確認しておく．術後の球後出血を未然に防ぐため，眼窩下神経に伴走する動脈や下眼静脈からの出血があれば，その度にバイポーラによる凝固止血を行うように心がける．

B．整復固定

再建材料は，自家組織（自家骨），チタンプレート・ポリエチレンシート・バイオガラス・ポリエチレンなどの非吸収性素材，またポリ乳酸・ポリ

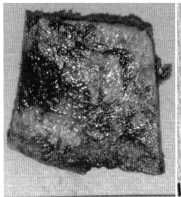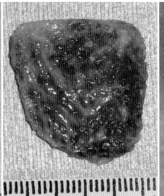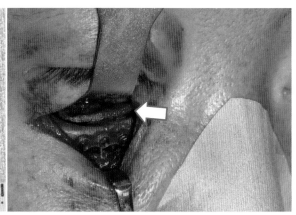

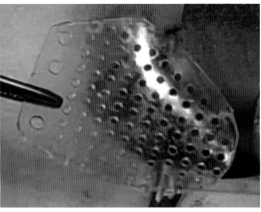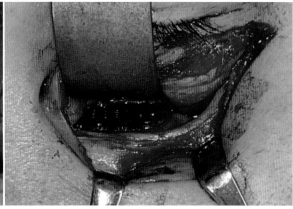

a	b	c
d	e	

図 8. 眼窩底再建
　　a～c：自家腸骨移植例：採取した腸骨(a)の皮質を削って海綿骨からなる骨
　　　　片として採型(b)し，眼窩底に移植(c).
　　d，e：吸収性プレート移植例：加温して眼窩底の形状に沿って採型し(d)，
　　　　眼窩底に移植(e).

グリコール酸・ポリジオキサノンなどの吸収性素材からなるインプラントがそれぞれの施設で選択され，臨床使用されている[18]．筆者は以前自家腸骨を加工したものを利用して眼窩底を再建していたが，手術侵襲や骨片の再吸収を考慮し，最近ではほとんどの症例でポリ乳酸・ポリグリコール酸からなる吸収性プレートを使用している(図8)．吸収性プレートは，術後のたわみが生じることがあるが，許容の範疇であることが多い．ちなみに，副鼻腔炎の既往がある患者への吸収性プレートの使用は慎重に判断している．眼窩底を展開する時には，通常の脳ベラを使用してもよいが，眼窩専用のオービタルレトラクターが各社から販売されており，左右それぞれの眼窩底形状でスケールも印字されているので使い勝手がよい．自家骨片やプレート挿入時は，常に骨折部辺縁を直視下に確認しながら操作するが，特に骨折部後端は確実に処理し，瘢痕があれば除去して眼窩内容物を眼窩内に確実に還納させた状態で再建する．移植後の固定は特に行っていない．閉創時に血腫が懸念される場合はドレーンを留置しておく．

まとめ

頬骨骨折と眼窩骨折(眼窩底骨折)の診断と治療方針の考え方，および治療の実際における注意点を解説した．

利益相反

開示すべき利益相反はない．

参考文献

1) Knight, J. S., North, J. F. : The classification of

malar fractures：an analysis of displacement as a guide to treatment. Br J Plast Surg. **13**：325-339. 1961.
Summary　頬骨骨折の折れ方とその安定性が述べられている．必読の1編.

2）牧内泰文ほか：受傷原因に着目した頬骨骨折症例の統計的検討．日頭顎顔面誌．**36**(3)：104-108, 2020.
Summary　頬骨骨折の受傷原因について，社会状況の変化から検討されている.

3）van Hout, W. M., et al.：Surgical treatment of unilateral zygomaticomaxillary complex fractures：A 7-year observational study assessing treatment outcome in 153 cases. J Craniomaxillofac Surg. **44**(11)：1859-1865, 2016.
Summary　3DCTから頬骨骨折を分類し，その治療方針が述べられている.

4）Alonso, N., et al.：Pseudoaneurysm of the internal maxillary artery：A case report of facial trauma and recurrent bleeding. Int J Surg Case Rep. **21**：63-66, 2016.
Summary　外傷性顎動脈仮性動脈瘤に対して血管内塞栓術が奏効した症例報告.

5）Zachariades, N., et al.：The superior orbital fissure syndrome. J Maxillofac Surg. **13**：125-128, 1985.
Summary　上眼窩裂症候群が解説されている.

6）Chen, C. T., et al.：Traumatic superior orbital fissure syndrome：assessment of cranial nerve recovery in 33 cases. Plast Reconstr Surg. **126**：205-212, 2010.
Summary　上眼窩裂症候群の経過を，脳神経Ⅲ，Ⅳ，Ⅵのそれぞれの麻痺症状で評価している.

7）Jamal, B. T., et al.：Ophthalmic injuries in patients with zygomaticomaxillary complex fractures requiring surgical repair. J Oral Maxillofac Surg. **67**：986-989, 2009.
Summary　頬骨骨折における眼損傷について述べられている.

8）Wang, B., et al.：Traumatic optic neuropathy：a review of 61 patients. Plast Reconstr Surg. **107**：1655-1664, 2001.
Summary　頬骨骨折における外傷性視神経損傷について述べられている.

9）Snäll, J., et al.：Effects of perioperatively administered dexamethasone on surgical wound healing in patients undergoing surgery for zygomatic fracture：a prospective study. Oral Surg Oral Med Oral Pathol Oral Radiol. **117**：685-689, 2014.
Summary　頬骨骨折の観血的整復・固定術において，周術期のデキサメタゾンの投与は推奨しない，と結論づけている.

10）Ellis, ⅢE., Zide, M. F.：Surgical approaches to the facial skeleton. 2nd edition. p17-36. Lippincott Williams & Wilkins, 2006.
Summary　顔面骨へのアプローチを解説した教科書的な1冊.

11）Stanley, Jr. R. B.：Buttress fixation with plates. Head Neck Surg. **6**(2)：97-103, 1995.
Summary　中顔面は特にbuttressを3次元的に回復する必要があることを解説.

12）Nagasao, M., et al.：Experimental evaluation of relapse-risks in operated zygoma fractures. Auris Nasus Larynx. **36**(2)：168-175, 2009.
Summary　頬骨骨折の固定方法について，力学的解析を行っている.

13）田嶋定夫：顔面骨骨折の治療 改訂第2版．p74, 克誠堂出版，1999.
Summary　顔面骨骨折の治療を全て網羅した教科書.

14）Al-Qattan, M. M., Al-Qattan, Y. M.："Trap Door"orbital floor fractures in adults：Are they different from pediatric fractures? Plast Reconstr Surg Glob Open. **9**(4)：e3537, 2021.
Summary　トラップドア骨折について，成人と小児例を解説している.

15）Dutton, J. J.：Atlas of Clinical and Surgical Orbital Anatomy. 2nd edition. p111-128, Elsevier Saunders, 2011.
Summary　眼窩解剖の教科書.

16）Morotomi, T., et al.：Image analysis of the inferior rectus muscle in orbital floor fracture using cine mode magnetic resonance imaging. J Craniomaxillofac Surg. **43**：2066-2070, 2015.
Summary　cine MRIを用いて眼窩骨折の予後を解析している.

17）宮脇剛司：眼窩骨折の治療．耳鼻展望．**54**(1)：35-43，2011.
Summary　眼窩骨折治療の基本となる内容が述べられている.

18）Banio, F.：Biomaterials and implants for orbital floor repair. Acta Biomater. **7**(9)：3248-3266, 2011.
Summary　眼窩骨折に対する最適な材料・インプラント選択のための基準と指針および今後の研究の方向性が述べられている.

PEPARS No.196：77-84, 2023

◆特集／顔の外傷 治療マニュアル

上顎骨骨折・下顎骨骨折

片岡　和哉*

Key Words：上顎骨骨折(maxillary fracture)，下顎骨骨折(mandible fracture)，顎間固定(inter maxillary fixation)，生体吸収性プレート(resorbable plate)，チタンプレート(titanium plate)，buttress

Abstract　　上顎骨，下顎骨は顔面の形態，外貌を構成する重要な構造であると同時に，咬合・咀嚼，その他の重要な機能を持った構造でもある．骨折の整復，固定には外貌だけでなく，機能的な面も考慮する必要がある．救急外来でもCT(3D-CT)が容易に撮影できるようになり，診断は比較的容易になった．整復手術では，顔面であり，可能な限り瘢痕が目立たないアプローチを考える必要がある．また整復に際しては咬合面が整復の基準となることも多く，顎間固定が必須となる場合も多い．特に下顎骨は強力な咬合力を支える筋肉が付着しており，筋力，方向も考慮する必要がある．骨折の固定は，近年生体吸収性プレート・スクリューを使用することが多いが，下顎ではより強固な固定力を得るために，チタンプレートを使用する場合も多い．これらの要点について解説する．

上顎骨骨折

　上顎骨は中顔面を形成する主な骨であり，頬骨，鼻骨，篩骨，蝶形骨などと連続している．また，関節，咬合面を介して，下顎骨とも接している．頬骨上顎骨骨折は顔面骨骨折の中では，高頻度に見られる．一方頻度は比較的少ないが，交通事故や高所転落のような高エネルギー外傷の場合は，上顎骨の水平方向の骨折を起こし(Le Fort 骨折)咬合不整を伴うことが多い．高エネルギー外傷では，上顎骨のみならず，顔面全体の複雑な骨折を伴うことも多く，整復に難渋する場合も多い．整復後も鞍鼻や眼球陥凹，顔面陥凹，歯牙欠損などの後遺症が残りやすく，二次的再建手術が必要な場合も少なくない[1)2)]．

---

* Kazuya KATAOKA, 〒650-0047　神戸市中央区港島南町2丁目1-1　神戸市立医療センター中央市民病院形成外科，部長

1．骨折の種類
A．頬骨上顎骨骨折

　頬骨骨折は顔面骨骨折では，鼻骨骨折に次いで高頻度に見られる．上顎骨は，頬骨と連続しており，また上顎洞という空洞があるために，合併して骨折しやすい．この場合は，上顎の動揺性を伴わず顎間固定が不要な場合も多い．しかしながら，頬骨の骨片の偏位により，上顎が圧排され咬合面がずれることも時にあり，整復前後に咬合を確認することは必要と考える．

B．Le Fort 型骨折

　Le Fort は屍体の顔面骨に外力を加え，上顎の水平方向の骨折を3型に分類した[3)](図1)．この場合，上顎骨は遊離，動揺し，咬合の不整を伴う．整復に際して顎間固定が重要となる．診断は比較的容易で，中顔面の陥没や，咬合のずれ，上顎の動揺性が決め手となる．

C．矢状骨折（縦骨折）

　Le Fort 骨折を引き起こすような高エネルギー

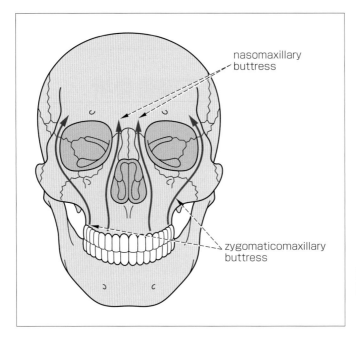

図 1.
Le Fort 型骨折
（文献 1 より引用改変）

外傷では，上顎の矢状骨折を合併することも多く見られる．この場合，咬合の左右での不整，歯列の段差などで診断できる．

2．アプローチ

骨折部へのアプローチ法は，頬骨骨折や眼窩骨骨折と共通するところが多い．頬骨・上顎骨骨折や，Le Fort Ⅱ型・Ⅲ型のような頬骨骨折を伴う場合，主に睫毛下切開や経結膜切開，犬歯窩切開，眉毛外側切開などを組み合わせてアプローチする．この際にも，顔面の外表を切開することになるので，可能な限り瘢痕が目立たないような工夫が必要である．

上顎の水平骨折を伴う場合は両側の犬歯窩を横断する切開を行い骨折部にアプローチする．Le Fort Ⅱ型やⅢ型のように鼻根部骨折を伴う場合は，鼻根部を切開することもある．前頭骨，眼窩周囲の骨が大きく骨折している場合は，coronal incision から desmasking 法でアプローチもできる[4]．

3．整復のポイント[5)6)]

頬骨・上顎骨骨折の場合には，頬骨の整復により，上顎骨も整復される．この場合に，3次元構造体であるので，3方向（3か所）以上から整復を確認する必要がある．我々は，眼窩下縁，頬骨前頭縫合，上顎側壁を目安に整復を確認している．骨

折線の嵌合を直視下に目視し，頬骨の陥凹を外表面から確認する．術中に CT を撮影できる設備があれば，整復の確認には有用である．

咬合不整を伴う場合は，外貌の整復に加えて，咬合位の整復も非常に重要である．まず顎間固定を行い，咬合位を整復．この咬合平面を基準として，整復位を決めていく．上顎水平骨折を伴う場合は，外力の方向，内側・外側翼突筋の作用により，上顎は後方，上方に変移しやすい．犬歯窩切開より，Lowe 氏鉗子などを用いて前下方に整復し，下顎との咬合を合わせる．Le Fort Ⅰ型骨折の場合は顔面骨の3次元構造を再構築するのは難しくないが，Le Fort Ⅱ，Ⅲ型の場合は中顔面の整復位を慎重に確認する必要がある．この際にも，外表のみならず，眼窩下縁や頬骨前頭縫合など，複数の点より観察し整復位を確認する．上顎粉砕骨折，上下顎の矢状骨折を伴う場合などには，さらに整復位の把握が難しくなる．術前に CT 写真より 3D モデルを作成することも骨折状態の把握に有用である（図2）．また navigation system を使用できれば，整復位の確認には有用である．

4．固 定

近年では中顔面の固定は，吸収性プレートを使用する場合が多くなってきている．チタンプレートの方が，強度も高く強固に固定でき，扱いやす

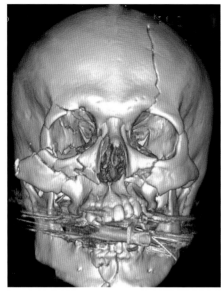

a．CT 写真

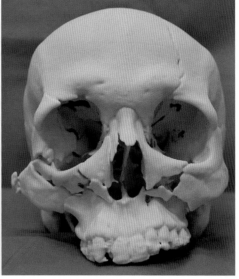

b．3D モデル写真

図 2．3D モデルの例
48 歳，男性．自転車乗車中に自動車と衝突し受傷．CT データより
3D モデルを作成

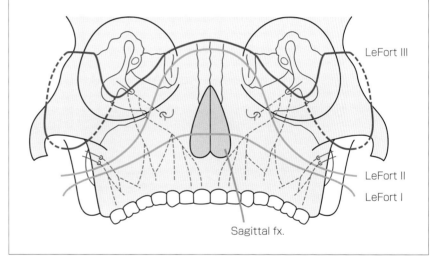

図 3.
中顔面の垂直 buttress
（文献 8 より引用）

いが，抜釘が必要となる場合が少なくない．吸収性プレートの場合，チタンと比べると強度は劣るが，中顔面（上顎）であれば，十分な強度を持った製品はあると考えている[7]．頬骨・上顎骨骨折のような場合には，頬骨骨折の固定に準じればよく，上顎部の固定は必要でない場合もある．Le Fort 型骨折のような，上顎を強固に固定することが不可欠な場合は梁構造（buttress）に留意して固定することが肝要である[8]．顔面骨には，その強度を担保する buttress があり，軽量かつ高強度な顔面骨を構成する．上顎骨の垂直方向では中顔面外側部の上顎骨外側壁から頬骨前頭縫合に至る zygomatomaxillary buttress，内側では梨状孔外側から上顎骨・前頭骨鼻突起に至る nasomaxillary buttress が知られている（図 3）．これら左右 4 か所で固定できればよりよいと考える．しかしながら，高エネルギー外傷などの場合，この部分が粉砕していたり，矢状骨折があることもしばしばあり，固定は少し困難になる．この場合，上顎の不安定性が残る場合もあり，顎間固定を長めに

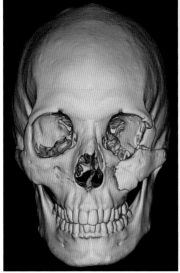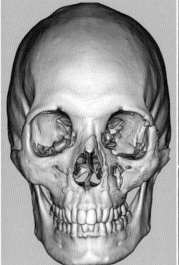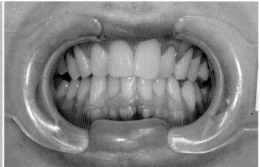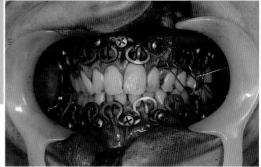

a | b | c
d

図 4. 症例1：35歳，男性．自転車走行中，自動車と接触転倒し受傷
左頬骨上顎骨骨折，Le Fort Ⅰ型骨折
受傷時は咬合不整を認め，IMF スクリューを用いてチタン製アーチバーを固定し顎間固定を
行った．（SMARTLock® hybrid MMF，Stryker）
骨の固定は吸収性プレートを用いた（Super FixsorbMX®，帝人メディカルテクノロジー）
　　　　a：術前　　　　b：術後　　　　c，d：咬合（c：受傷時，d：顎間固定後）

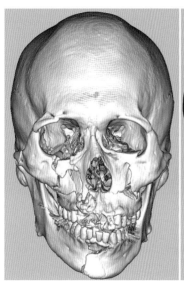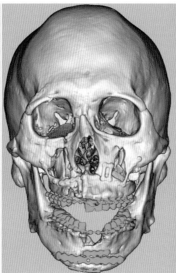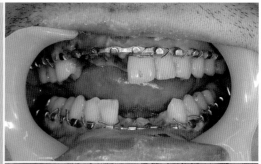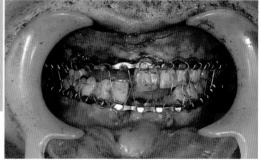

a | b | c
d

図 5. 症例2：38歳，男性．約10mの高さより転落し受傷
右頬骨上顎骨骨折，Le Fort Ⅰ，Ⅱ型骨折，矢状骨折，下顎体部骨折
上顎縦骨折があり，咬合は著しく不整であった．歯牙ワイヤーにてアーチバーを固定し顎間固定
上顎，頬骨の固定は吸収性プレートを用いた（Super FixsorbMX®，帝人メディカルテクノロジー）．
下顎骨の固定はチタンプレート，ロッキングスクリューを使用．3D-CT 上，下顎骨固定のチタン
プレートには彩色がしてある．
　　　　a：術前　　　　b：術後　　　　c，d：咬合（c：受傷時，d：顎間固定後）

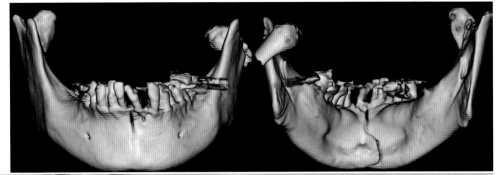

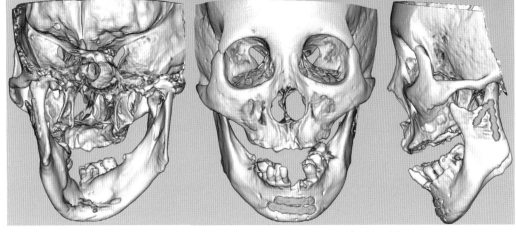

a
b

図 6. 症例 3：55 歳, 女性. 約 7 m の高さより転落し受傷

下顎体部骨折, 両側下顎関節突起骨折

下顎体部はチタンプレートを用いて固定. 左は基部骨折であり, 下顎枝後方下方よりアプローチしチタンプレート 2 枚で固定. 右は高位骨折で保存的加療を選択した. 3D-CT 上, 骨固定のチタンプレートには彩色がしてある.

a：術前　　　b：術後

することで, 固定の補助を行う必要が出てくる.

上顎骨で screw を打ち込む際には, 歯根や上顎神経を損傷しないよう十分留意する必要がある(図4).

　高齢者で無歯顎の場合や, 高エネルギー外傷で歯牙欠損がある場合などは, 咬合平面が基準にしがたい場合もある. このような場合には術前にdenture を作成することもあるが, 上顎の前後位置に留意して固定し, 後日義歯作成で対応する場合も多い.

　高エネルギー外傷で, 顔面骨が粉砕しているような場合には, 固定が非常に難しくなることも多く, また十分な整復位を得られないこともある. このような場合には, 整復固定後も変形治癒が残ることも多く, 二次的な再建手術を考える場合も多い(図5).

下顎骨骨折

　下顎骨は顔面下部を構成する骨で, 外貌(輪郭)を形成するだけでなく, 開口, 咀嚼といった重要な機能を有する. 下顎体部は人体の骨の中でも強度の高い骨で, 強力な咬合力を支えている. 一方関節突起は体部に比して, 骨も細く, 強度も小さい. 顎関節は, 顔面の深部にあり, 直接外力が達することは少ないと思われるが, オトガイ部などへの外力が介達し骨折することが多い. 下顎体部の側面に外力が加わった場合に, 体部側面とその反対の関節突起が骨折することも多い. またオトガイ部に下方より外力が加わると, 顎関節を突き上げる形となり, 両側の関節突起が骨折することもある[1)9)](図6).

　下顎骨骨折では, ほとんどの場合, 咬合不整を生じ, 整復に際しては顎間固定を必要とする.

1．アプローチ

A．下顎体部骨折

下顎体部骨折の場合は口腔内または，下顎下縁からアプローチする．口腔内のアプローチでは，皮膚を切開しないため，整容的には優れるが，部位によっては展開が難しい場合もある．また下顎骨下縁の固定は，ドリルの方向，ドライバーの方向が取りにくくなる．その場合には下顎下縁切開を追加することもある．下顎下縁，できるだけ正面から見えないような位置を切開するが，顔面神経下顎縁枝を損傷しないよう注意する必要がある．顔面神経下顎縁枝は下顎下縁より一横指ほど頚部方向で，広頚筋下を走行している．この部分を避けて切開するとよい．心配ならば神経刺激装置などを使用し走行を確認することもよいと考える．

B．下顎関節突起骨折

関節突起基部の低位での骨折であれば，口腔内からのアプローチも可能であるが，高位になれば困難となる．また下顎枝の表皮側には顔面神経が走行しており，これを損傷しないようなアプローチの工夫が必要となる．

基部骨折であれば，下顎角付近で下顎縁後方より顔面神経下顎縁枝を避けて切開し骨膜下を剥離してアプローチできる．下顎角を下方に牽引することで骨折部位を視認できる．

下顎枝，中位，高位の場合には，さらに頭側までの剥離が必要であるが，この表層には顔面神経が走行しており，顔面神経を損傷しないようアプローチする工夫が必要になる．神経刺激装置を用いて顔面神経を確認・温存しながら手術する方法があるが，煩雑で，時間もかかる．顔面神経の走行を避け，下顎骨後縁や耳下腺前縁から，骨膜下を剥離する方法が，知られている[10]．顔面神経下顎縁枝を避けるよう，耳垂部下方で，下顎枝後縁よりやや前方に，耳垂部より下顎角下方まで切開を行い，骨膜下を剥離し骨折部に到達する方法や，耳前部で耳下腺浅葉上を耳下腺前縁まで剥離，ここで顔面神経を避けながら咬筋下に入りア

プローチする方法が知られている．

2．整復のポイント

下顎骨は，他の骨と結合のない遊離骨であり，開口筋や閉口筋が起始，停止し，運動を司っている．したがって，骨折すると付着筋の作用により，大きく転位する場合も多い．特に関節突起は，翼突筋の作用で，内下方に大きく転移し，開口・閉口制限の原因となることもある．

整復に際しては，骨に付着する筋肉の走行，筋力の方向を考慮し計画を立てる必要がある．下顎骨は十分な太さと厚みのある骨であるので，手術までの期間が短ければアライメントを合わせることは難しくはない．しかしながら，咬合は0.1 mm程度の精度で合わせる必要があると言われており，顎間固定は欠かせない．まず下顎骨を剥離し，授動可能な状態にする．整復に先立って，顎間固定を行い，まず咬合位を整復してから，他の部分を整復する．上顎骨骨折がない場合は顎間固定により咬合位を取るのは難しくはないが，上顎骨骨折，さらに上顎の矢状骨折を伴う場合は顎間固定を行う際にも上下顎のバランスを見ながら慎重に行う必要がある．人により咬合位は様々で，受傷前の咬合位は想像するしかないため，咬合に関する知識は必須である．矢状骨折を伴う複雑な骨折の場合，印象を取り，顎模型を作成することも有用である．動揺性が強いような症例，粉砕骨折の症例では顎間固定の期間が長く必要となることもある．

3．固　定

下顎骨骨折の場合，強力な咬合力や付着筋に抗するため，強固な固定力が必要である．したがって吸収性プレートでなく，チタンプレートを使う場合が多い．実際，吸収性プレートで下顎骨骨折に適応のあるものは少ない．

下顎では，咀嚼時に長軸に沿ってねじれ応力が働くため，チタンといえどもミニプレート1枚ではこれに対抗できない．下顎でも水平buttressにあたるChampy lineが提唱されており[11]，このline上で複数枚のミニプレートを使用し固定す

る．また，強固なチタン再建プレート（AO プレートなど）を使用することもある．さらに下顎には，咬合筋の作用により，骨折部位によって骨折部を開大する方向や，圧縮する方向に力がかかることが知られている．これらの方向性を考慮し固定法を考える AO concept も知られている[12]．これらの固定方を駆使し，顎間固定期間を短くし，早期社会復帰を目指す方向で治療が進められる．

関節突起骨折の場合，関節突起基部での骨折であれば，プレート固定は可能であるが，骨頭に近い高位骨折では，プレートを置くスペースがなく，また下顎骨頭は軟骨の部分も多いため固定が困難な場合も多い．整形外科で使用するようなヘッドレスラグスクリューを使用し固定する方法も報告されている[2]．下顎頭の骨折の場合は固定がほぼ不可能な場合もあり，内固定型骨延長器を用いて，顎関節を免荷する方法も報告されている[13]．

関節突起高位骨折で骨折があっても，咬合位が容易にとれる場合は，あえて整復固定はせずに，顎間固定で保存的に治療することも行われる（図6）．顎間固定により，顎関節を免荷し，骨の癒合を待つことになり，顎間固定期間も長くなる傾向がある．小児の場合は，骨の remodeling により，保存的治療でも，良好な関節頭が形成されることも多い．

顎間固定

上顎骨と下顎骨は歯牙で咬合面を形成しており，骨折の場合は，咬合不整を合併しやすい．咬合の整復には，0.1 mm 程度の精度が必要で，実際に咬合せずに肉眼的に整復するのは困難である．そこで，受傷前の咬合位に整復するため，顎間固定を行うわけであるが，咬合位は人により様々であり，正確な咬合位の回復のためには，咬合に関する知識が必須である[2)14]．

1．顎間固定の方法

顎間固定の方法は種々の方法があり，それぞれ利点・欠点がある[2]．

A．歯科矯正用のブラケットを使用するもの

歯牙への侵襲は少ないが，歯牙表面に接着剤で貼り付ける形なので，固定強度が弱い．

B．歯牙結紮ワイヤーを使用する場合

強固に固定できるが，手技が煩雑で，習熟を要する．

C．アーチバーを使用する場合

フックのついたアーチバー（MM シーネ，三内式シーネなど）をワイヤーで歯牙に結紮固定して使用する．介在物を介して歯牙に結紮するため，緩みが生じやすく，固定力はやや弱い．手技は簡便であるが，少し煩雑であり時間もかかる．縦骨折を伴う場合でも可能である（図 4-c，d）．

D．IMF スクリューを使用する場合

セルフドリリングの IMF スクリューを歯槽骨に打ち込んで使用する．スクリュー単独で使用する場合，ロッキング機構のついたチタン製アーチバーをスクリューで固定する場合があり，いずれも簡便で，短時間で行うことができる．近年増加している．歯根を損傷しないよう留意してスクリューを打ち込む位置を決める必要がある．抜釘は無麻酔でもできる．複雑な矢状骨折や，粉砕骨折の場合には少し難しい場合がある（図 5-c，d）．

2．顎間固定期間

ステンレスワイヤーなどで骨折の固定を行うことが主流であった頃には，顎間固定期間は 4〜6 週間程度と長めであった．この間，患者は開口できず，食事も鼻注や歯牙の隙間から流動食などを摂取しなければならず非常に苦痛であった．また，覚醒時や手術後に嘔吐などをすると誤嚥の危険もあった．チタンプレートが普及し強固な固定が可能になって以降，顎間固定の期間を短くし，早期に社会復帰ができるよう配慮することが主流となっている．術中のみの顎間固定で，整復位の基準として使用し，手術終了時に外すことも多い．また，術後はゴムで顎間固定し，開閉口できるようにする場合もある．ただ，関節突起高位骨折などのように固定ができない場合は，顎間固定のみで保存的に治療することもあり，この場合は比較

的長期の顎間固定を必要とする．また，高エネルギー外傷に伴う顔面骨多発骨折，粉砕骨折などの場合には，顎骨の強固な固定が難しい場合もあり，長めの顎間固定が必要となることも多い．

謝　辞

下顎骨骨折の症例写真を提供していただいた，当院歯科口腔外科　谷池直樹先生に深謝します．

利益相反

開示すべき利益相反はない．

参考文献

1) 田嶋定夫：顔面骨骨折の治療．克誠堂出版, 1979.
　Summary　固定法は最新のものではないが，顔面骨骨折の基本を紹介する教科書である．
2) 平野明喜ほか：顔面骨骨折の治療の実際．文光堂, 2010.
　Summary　新しい固定法も含めた，顔面骨骨折全般の教科書である．
3) Tessier, T.：The classical study of fractures of the upper jaw. 3. Rene Le Fort, M. D., Lille, France. Plast Reconstr Surg. 50(6)：600-607, 1977.
　Summary　Le Fort のオリジナル文献を引用し，Le Fort 型骨折の詳細を解説している．
4) 樫村　勉, 副島一孝：【顔面骨骨折を知り尽くす】顔面骨骨折におけるアプローチ方法の要点．PEPARS. 180：11-18, 2021.
5) 諸富公昭：【顔面骨骨折を知り尽くす】骨骨折整復術の要点．PEPARS. 180：49-58, 2021.
6) 髙木誠司, 吉村　希：上顎骨骨折．形成外科. 65(8)：936-942, 2022.
7) 海野早織, 尾﨑　峰：【顔面骨骨折を知り尽くす】顔面骨骨折におけるプレート選択の要点．PEPARS. 180：19-26, 2021.
8) 小室裕造ほか：頭蓋顎顔面の骨固定　基本とバリエーション．克誠堂出版, 2013.
　Summary　顔面骨骨折のみでなく，顔面骨骨切り，再建時の骨固定の詳細を紹介している教科書である．
9) 花井　潮, 赤松　正：下顎骨骨折．形成外科. 65(8)：943-953, 2022.
10) 濱田良樹, 中岡一敏：今日の下顎骨関節突起骨折に対する診断と治療．日口腔外会誌. 66(10)：466-472, 2020.
　Summary　下顎関節突起骨折の外科的固定法，アプローチ法を解説している．
11) Champy, M., Lodde, J. P.：Study of stresses in the fractured mandible in man. Theoretical measurement and verification by extensometric gages in situ. Rev Stomatol Chir Maxillofac. 78(8)：545-551, 1977.
　Summary　下顎骨の buttress 構造，骨折時の固定法について解説している．
12) 下郷和雄編：AO 法　骨折治療　頭蓋顎顔面骨の内固定　外傷と顎矯正手術．医学書院, 2017.
　Summary　AO concept の詳細と，それに基づいた固定方を網羅した教科書である．
13) 尾崎　峰：下顎関節突起骨折に対する内固定型骨延長器を用いた整復術．形成外科. 61(増刊)：140-146, 2018.
　Summary　下顎関節突起高位骨折に対し，内固定型骨延長期用いて整復を行う方法を解説している．
14) 細川　瓦：顎間固定方についての基本的な考え方．形成外科. 65(8)：960-962, 2022.
　Summary　顎間固定についての現在の主流の考え方を紹介している．

PEPARS　No.196：85-91，2023

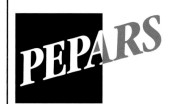

◆特集／顔の外傷 治療マニュアル

顔面外傷におけるこども医療センター形成外科の役割

安村　和則*

Key Words：顔面外傷(facial trauma)，眼窩底骨折(blowout fracture)，鼻骨骨折(nasal bone fracture)，小児(children)，小児医療センター(Children's Medical Center)，日本小児総合医療施設協議会(Japanese Association of Children's Hospitals and Related Institutions；JACHRI)

Abstract　JACHRI 加盟施設である当院の形成外科で 6 年間に加療した顔面外傷 61 例について検討した．初診時平均年齢は 5 歳 10 か月で，31 例は併存疾患により当院受診歴があった．併存疾患は様々であったが，てんかんの 5 例が最多であった．新鮮例は 39 例で，22 例に対して当科で外科的処置を施行した．骨折は鼻骨骨折 7 例，眼窩底骨折 2 例に対して整復術を施行したが，眼窩底骨折の 2 例は下直筋の絞扼の症状が強く緊急手術を必要とした．顔面先天異常の専門施設とも言える JACHRI 加盟施設の形成外科であっても小児特有の併存疾患や社会背景によっては緊急手術が必要な顔面外傷にも対応しなければならず，よくある疾患としての顔面外傷に精通しておく必要があると考えられた．

はじめに

　小児専門医療施設の団体として日本小児総合医療施設協議会(Japanese Association of Children's Hospitals and Related Institutions；JACHRI)がある．JACHRI 加盟施設の外科系診療科が扱う対象疾患の多くは先天疾患であり，外傷を積極的に受け入れているとは言えない．当院でも全診療科で初診の新鮮外傷は基本的に一切受け入れていない．しかし，小児特有の併存疾患や社会背景を考慮すれば，当院で加療することが妥当と考えられる外傷が存在する．本稿では JACHRI 加盟施設である当院の形成外科で加療した顔面外傷について検討したので，実際に行っている手技の工夫とともに報告する．

方　法

　2016 年 1 月 1 日〜2022 年 12 月 31 日までの 7 年間に当科を受診した顔面外傷について，受傷部位と形態，併存疾患，治療内容などについて検討した．

結　果

　7 年間に当科を受診した顔面外傷は，男児 33 例，女児 28 例，計 61 例であった．61 例中，新鮮例は 39 例，陳旧例は 22 例，初診時平均年齢は 5 歳 10 か月(最低 0 歳 4 か月〜最高 19 歳 0 か月)であった．新鮮例 39 例中，17 例は初期対応から当科で行ったが，22 例は他院で初期対応を行った後に当院での加療継続が妥当と判断されて当科を紹介受診していた．新鮮例 39 例中 22 例は当科で骨折の整復術や挫創の縫合術などの外科的処置を施行した．外科的処置の内訳は，全麻下骨折整復術 8 例，無麻酔下骨折整復術 1 例，全麻下挫創縫合術 2 例，局麻下挫創縫合術 11 例であった．当科で

* Kazunori YASUMURA，〒232-8555　横浜市南区六ツ川 2-138-4　神奈川県立こども医療センター形成外科，医務吏員/医長

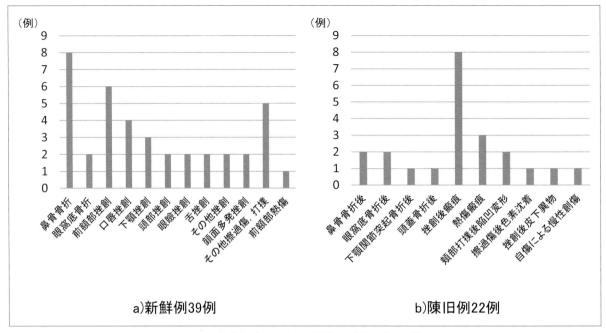

図 1. 当科を受診した顔面外傷の受傷部位と形態

表 1. 当科を初診した顔面外傷の併存疾患

脳外科	ダンディウォーカー症候群, モヤモヤ病, 脊髄髄膜瘤
眼科	鼻涙管閉鎖
耳鼻科	聾唖, 耳瘻孔, アデノイド増殖, 口蓋扁桃肥大
心臓外科/循環器内科	ファロー四徴症, 心房中隔欠損(ASD), 川崎病
一般外科	ヒルシュスプルング病, 肺嚢胞症, 鼠径ヘルニア
整形外科	手指屈曲拘縮, 股関節開排制限
泌尿器科	水腎症, 膀胱尿管逆流症
形成外科	位置性斜頭, デルモイドシスト, 舌小帯短縮症
精神科	精神発達遅滞(MR), 自閉症, 注意欠陥多動性障害(ADHD)
神経科	てんかん, ミオクロニー発作, 中枢性尿崩症
血液科	血友病, 原発性免疫不全症候群
アレルギー科	喘息, 食物アレルギー
皮膚科	血管腫, 白斑, アトピー性皮膚炎

外科的処置をしていない新鮮例の大半は，前医で縫合処置などを行った後に抜糸などの創傷処置の継続を当科に依頼された症例であった．当科で外科的処置を施行した陳旧例は幼少時の虐待による鼻柱欠損の修正術を行った1例のみで他の陳旧例は全例で保存的に経過観察した．61例の受傷部位と形態の内訳を図1に示す．

また，61例中，31例は当院受診歴があり，その全例が初期対応を行った前医により当院での加療継続が妥当と判断されたか家族が当院での加療を希望したために当科を初診していた．受診歴の有無に関わらず，61例中11例が mental retardation：精神発達遅滞（以下，MR）を合併していた．当院受診歴の併存疾患は多岐にわたり，ファロー四徴症術後でワーファリンを内服していたり，原発性免疫不全症候群で骨髄移植後であったりする症例から，耳瘻孔や鼠径ヘルニアで過去に受診歴があるだけで定期通院はないという症例まで様々であった（表1）．最も多い併存疾患はてんかんの5例であり，その内2例はてんかん発作が受傷に

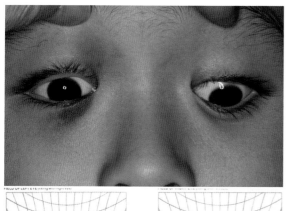
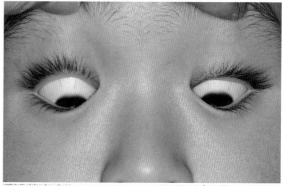
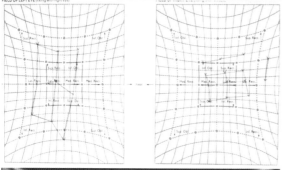
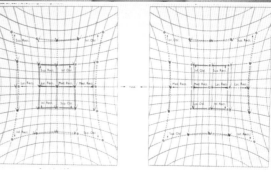
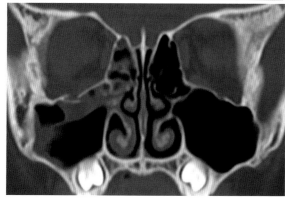

```
a d
b e
c
```

図 2.
症例 1：右眼窩底骨折，併存疾患なし
　a：受傷 3 日，初診時．著明な下転障害を認め，
　　初診当日に整復術を行った．下直筋絞扼解除
　　のみで眼窩底再建はなし．
　b：初診時 Hess チャート
　c：前医 CT
　d：術後 2 か月
　e：術後 2 か月 Hess チャート

関与していた．また，ベッドからの転落や駐車場での転倒による院内の受傷も 2 例あった．当院受診歴のない 30 例は，小児の傷や傷痕を扱い慣れている，同胞が通院している，自宅から近いなどの理由で当科での加療を希望して紹介受診した症例がほとんどであった．

症　例

当科で骨折整復術を行った症例を提示する．
症例 1：9 歳，男児．右眼窩底骨折（図 2）
　併存疾患，当院受診歴ともなし．体操教室でバク転の練習中に自身の膝が当たって受傷し，両眼視できず嘔吐が続いたため近医総合病院小児科を受診し，頭蓋内精査目的の CT で眼窩底骨折を認めた．症状から緊急手術が必要と判断されたが，同院と近隣の形成外科で対応不可能であったため当科で対応した．

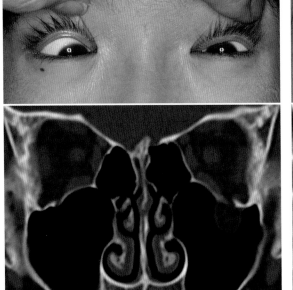
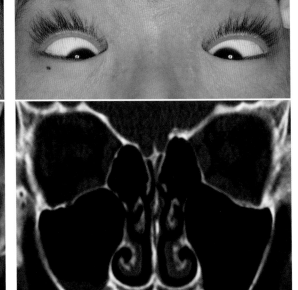
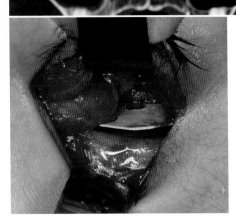

a	d
b	e
c	

図 3.
症例 2：左眼窩底骨折，発達障害
　a：受傷 1 日，初診時．下転障害を認め，受傷 4 日に整復術を
　　行った.
　b：前医 CT
　c：スーパーフィクソーブ®（帝人メディカルテクノロジー社）
　　による眼窩底再建を行った.
　d：術後 7 か月．複視の訴えはない.
　e：術後 7 か月 CT

症例 2：12 歳，男児．左眼窩底骨折（図 3）
　弟が MR で当院に通院中，本人も発達障害があるが当院受診歴はなし．弟を肩車していてバランスを崩して転倒し，自身の膝が当たって受傷した．両眼視ができず食欲もないため近医を受診し，CT で眼窩底骨折を認めたが，社会背景的に弟の通院する当院以外での加療が困難と判断された.

症例 3：16 歳，女児．鼻骨骨折（図 4）
　染色体異常を伴う症候群性てんかんについて当院神経内科に通院中であった．てんかん発作で転倒して受傷し，当院に電話で受診の相談をしたところ外傷は受けないと断られた．近医形成外科で鼻骨骨折と診断されたが，てんかんの病状を把握できている当院での加療が妥当と判断された.

考　察

　先天異常の診療を担う JACHRI 加盟施設の形成外科が積極的に新鮮外傷を受け入れることは困難であり，当科でも外科的処置を行った顔面外傷は 7 年間で 22 例と少数であった．この少数例は主に小児特有の併存疾患のために当科での加療が妥当と判断された言わばトリアージされた症例であるが，受傷形態が特殊だったり軽症例が多かったりするわけではなく，一般的に見られる外傷にそのような患者背景が重なっているだけである．つまり，救急外来で手際よく挫創縫合を行ったり緊急で全身麻酔下に骨折整復術を行ったりする必要性は，JACHRI 加盟施設ではない一般形成外科と

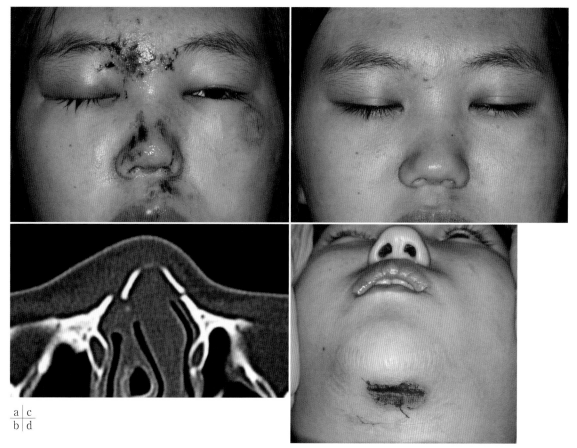

a | c
b | d

図 4．症例3：鼻骨骨折，症候群性てんかん
　a：受診当日．整復術前．MR のため整容の訴えはなく，全麻のリスクを考慮して，
　　救急外来で無麻酔で整復のみ行い，内外固定ともなし．
　b：前医 CT
　c：術後1か月．わずかに斜鼻変形が残る．
　d：術後2か月．再びてんかん発作で下顎挫創を受傷して近医で縫合処置を受けたが，
　　その1週間後に再びてんかん発作で下顎をぶつけて創離開したため当科を再診した．

変わりはない．これは，症例数が少なくても，新生児から青年まで，軽症から重症まで幅広く対応しなければならないことを意味している．

しかし，現実的には小児であることに加えて，併存疾患や社会背景などにより適切な処置をすべて行うことが難しいことが少なくない．成人よりも骨癒合が早い小児の骨折などは前医形成外科から転医するだけでも遅滞のリスクにさらされるとも言える．そのような症例に最低限の処置を的確に提供するために，まずは小児も含めて広く外傷に関わる一般形成外科医としての判断や工夫が必須であると考える．

小児特有の顔面外傷としては，下直筋の絞扼を伴う眼窩底線状骨折が知られている．経験した2例でも開瞼障害と消化器症状という典型的な症状があった[1]．中でも強い嘔吐症状のために前医で頭蓋内損傷が疑われた症例1のように下直筋の絞扼が明らかな眼窩底骨折では緊急手術が必要である[2)3)]．同症例では前医形成外科が手術中で対応できず，当院が新鮮外傷を受けないとわかっていながら当科を打診してきた前医の判断は適切であり，受診が数日先であれば結果は変わっていた可能性がある．症例2では眼球運動障害以外に局所所見のない white-eyed blowout fracture であっ

たが[4]，CT で missing rectus は認めず[5]，手術所見も典型的な線状骨折ではなく眼窩底再建を必要とした．小児の眼窩底骨折に多く見られる下直筋の絞扼はあったと考えられるが，症状や画像所見が一様ではないことが示唆される症例であった．また，このような眼窩底骨折には術後の眼球運動トレーニングが欠かせず[6]，当科では仰臥位で振り子の重りを目だけで追う方法を用いている．最高点の重りがぎりぎり見えなくなる振幅の設定が重要で，術翌日に実演指導した後は自宅でも毎日10往復10セットやってもらう．保護者主導で行う小児ではコンプライアンスが良好であり，退院後速やかに複視を自覚しなくなっても連日トレーニングを続けた症例1では術後2か月で複視は完全になくなっていた．

鼻骨骨折の整復術は審美的な適応であるため，保護者や本人の手術希望に個人差が大きい．成人であれば本人が変形を気にしなければ整復術の適応はない．しかし，自身で意思決定のできない成長途上の小児の鼻骨骨折は，腫脹が改善した直後の変形は生じないことが予想される軽微な鼻骨骨折であっても，当科ではよほど全身麻酔にリスクがない限りある程度整復術を勧めている．幼少期の鼻骨骨折が将来的な鼻変形の原因になる可能性が否定できず，現時点でMRがあったとしても成長とともにキャッチアップして審美的なこだわりを持つ成人になっている可能性があるからである．結果的に当科では図1で示した新鮮例8例中7例に整復術を行った．トリアージされた症例が多いとはいえ，JACHRI加盟施設ではない一般形成外科を受診する鼻骨骨折に比べて整復術を行った症例の割合は多いと言える[7]．また，一般的には観血的な骨固定を行わない鼻骨骨折整復術では整復位保持のための内外固定が重要であるが[8]，指示に従えない幼児やMRを伴う症例では術後の固定の困難さが治療上の問題になる．特に外固定は気になって無理にはぎ取ってしまうようなことがあれば局所の保護，安静という意味では逆効果である．当科では指示に従うことが困難な症例に外

固定は用いておらず，整復術を行った7例は，外固定，内固定ともありが3例，外固定なしで内固定のみが3例，外固定，内固定ともになしが1例であった．外固定のない症例では保護者の監視下にできるだけ触れさせないように指示している．

挫創縫合は2例のみ全身麻酔で行った．1例は乳児の舌挫創で，もう1例はMRを伴う児が舌の出し入れを繰り返すために創治癒遷延を起こした上口唇貫通創であった．受診歴のある症例では併存疾患のために全身麻酔のリスクが大きいこともあり，軽微な顔面挫創はできるだけ初療時に局所麻酔で縫合するという方針は[9]，JACHRI加盟施設ではない一般形成外科と変わりはない．小児の局所麻酔下の挫創縫合は最初から局麻を十分に効かせることが非常に重要である．縫合中に局所麻酔を追加する事態はその後の操作を困難にすると考えてよい．そのためにはまず清潔な術野を作ってからの麻酔は避ける．小児は覆布をかけても注射を見ても怖がるので，注射を一切見せずにポケットの中に忍ばせておいてから，「ちょっと見せてね．」と観察のふりをして頭側に座れば即座に注射を取り出して消毒せずに創内から皮下脂肪内に局注する．シリンジの押し子を軽く押しても薬液が入っていく部位を狙って多く注入すれば痛みは少ない．ただし，そのような部位は皮下なので十分な量の局注を終えても皮膚表層まで麻酔の効果が現れるまで10〜20分程度待つ必要がある．この待ち時間に病歴聴取，処方箋作成，針糸の準備などを行う手順にすると無駄がない．小児は痛みがなくなってしまえば泣き疲れて眠ってしまうことも多いので，局麻後に十分待てば全麻のように緻密な操作が可能になることも珍しくない．保護者が付き添った方が本人は安心するので希望する保護者には積極的に付き添ってもらう．大丈夫だと言っていても気分が悪くなる保護者はいるので，気分が悪くなれば直ちに床に座り込む必要があることを伝えておく．術後の創処置は保護者といえども創処置が困難なことが多く，処置を減らすためにもクローズドレッシングを適応したいと

ころではあるが[10]，痛みや違和感を訴えることができない小児には感染などのトラブルを放置してしまうリスクがある．特に乳児は皮脂の分泌が多く，クローズドレッシングや軟膏の過剰塗布で浸軟による創トラブルが多い．当科では乳幼児の縫合処置後に軟膏は使用せず，絆創膏で保護するとしても縫合当日から必ず毎日シャワーで洗い流してもらうようにしている．

当院で併存疾患を加療中の顔面外傷については，当科で初期対応を行うことが妥当だったにもかかわらず対応できなかった症例がいくつかあった．特に症例3はコントロール不良のてんかん発作によって受傷した鼻骨骨折や挫創であり，鼻骨骨折整復の際に今後は当院で対応するので神経内科を介さず直接当科に連絡を入れるように指示していたにもかかわらず，2か月後に再びてんかん発作で受傷した挫創を当科で対応できなかった．挫創縫合中でもてんかん発作が起きる可能性がある症例を当科で初期対応できなかったことは，医療連携システムに問題があったと言わざるを得ない．携帯電話などの伝達手段が格段に発達した現在では，このように新鮮外傷はいっさい受けないなどという縦割り的なシステムは時代遅れであり，症例ごとに総合的な判断が不可欠と考えられた．

結　語

JACHRI加盟施設の形成外科は顔面先天異常の専門施設であると同時に，小児特有の併存疾患や社会背景によっては全麻下緊急手術が必要な顔面外傷にも対応しなければならず，よくある疾患としての顔面外傷に精通しておく必要がある．

利益相反：なし

参考文献

1) Cohen, S. M., Garrett, C. G. : Pediatric orbital floor fractures : nausea/vomiting as signs of entrapment. Otolaryngol Head Neck Surg. 129 : 43-47, 2003.
　Summary　小児の眼窩底骨折で嘔吐症状と外眼筋絞扼が強く相関するという報告．

2) Gerbino, G., et al. : Surgical management of orbital trapdoor fracture in a pediatric population. J Oral Maxillofac Surg. 68 : 1310-1316, 2010.
　Summary　若年者の trap-door 型眼窩底骨折の手術までの時間と後遺症について検討した報告．

3) 石井秀将ほか：小児眼窩壁骨折13例の検討．耳鼻臨床．108：517-523，2015.
　Summary　15歳未満の13例と15歳以上の55例の眼窩底骨折の予後比較を行った報告．

4) Jordan, D. R., et al. : Intervention within days for some orbital floor fractures ; The white-eyed blowout. Opthal Plast Reconstr Surg. 14 : 379-390, 1998.
　Summary　White-eyed blowout fracture の最初の報告．

5) Anda, S., et al. : The missing rectus ; a CT observation from blow-out fracture of the orbital floor. J Comput Assist Tomogr. 11 : 895-897, 1987.
　Summary　下直筋絞扼の CT の所見である missing rectus を最初に提唱した報告．

6) 笠井健一郎，嘉鳥信忠：【形成外科における手術スケジュール─エキスパートの周術期管理─】眼窩骨折の周術期管理．PEPARS．83：46-59, 2013.
　Summary　形成外科医が理解しておくべき眼科医の視点も含めた眼窩骨折の周術期管理の解説．

7) 權　曉子ほか：当院における顔面骨骨折の統計的検討．新潟医学会雑誌．126：40-46，2012.
　Summary　新鮮顔面骨骨折428例の疫学をはじめ，部位別に受傷原因や整復術を施行した割合などを検証した報告．

8) Ahn, M. S., et al. : A novel, conformable, rapidly setting nasal sprint material : results of prospective study. Arch Facial Plast Surg. 5 : 1891-1892, 2003.
　Summary　鼻骨骨折整復後の外固定の素材と手術結果について検討した報告．

9) 長井美樹ほか：小児頭部顔面外傷908例の臨床統計的観察．日形会誌．40：174-178，2020.
　Summary　地域の小児の顔面外傷を一手に引き受ける形成外科医が直面する問題点について膨大な症例数をあらゆる角度から分析した報告．

10) 新保慶輔：【当直医マニュアル　形成外科医が教える外傷対応】急性創傷　急性創傷の保存的治療．PEPARS．177：11-16，2021.
　Summary　新鮮外傷に対する創傷被覆材剤の使い方の解説．

第 46 回 日本顔面神経学会
テーマ 「すべては笑顔のために」

会　期：2023 年 6 月 2 日(金)・3 日(土)

会　場：千里ライフサイエンスセンター

　　　　〒 560-0082　大阪府豊中市新千里東町 1-4-2

　　　　TEL：06-6873-2010(リザベーションオフィス)／URL：https://www.senrilc.co.jp/

会　長：萩森伸一(大阪医科薬科大学 耳鼻咽喉科・頭頸部外科)

開催形態：現地開催

公式ホームページ：https://plaza.umin.ac.jp/fnr46th/

合同開催：2023 年 6 月 3 日(土)　第 32 回日本聴神経腫瘍研究会

　　　　　会長：羽藤直人(愛媛大学医学部 耳鼻咽喉科・頭頸部外科)

プログラム：

特別講演

「Neuromuscular Retraining for Facial Paralysis, Paresis and Synkinesis：State of the Art」

Mr. Jackie Diels(OT, Rehabilitation, Facial Retraining, LLC)

シンポジウム 1

「表情筋運動評価のコツ―検者間の差ゼロを目指して―」

シンポジウム 2

「治らなかった麻痺を治す！」

パネルディスカッション 1

「顔面神経麻痺診療―すべては笑顔のために―

　　～他科の先生・コメディカルの方に訊きたいこと，お願いしたいこと～」

パネルディスカッション 2

「顔面神経手術―私のチャレンジ―」

パネルディスカッション 3

「顔面神経減荷術を知り尽くす！」

パネルディスカッション 4

「静的再建・動的再建～伝えたい私の手術のコツ～」

教育セミナー 1

「顔面神経麻痺診療ガイドライン 2023―エビデンスに基づく診療の普及に向けて―」

教育セミナー 2

「顔面けいれんを治療する」

手術手技セミナー

「あなたの手術，アドバイスします」(耳科，形成外科，脳神経外科手術．応募制)

その他，日韓セッション，ENoG ハンズオンセミナー，ランチョンセミナー，一般口演を予定

会場整理費：医師：15,000 円

　　　　　　※合同開催の第 32 回日本聴神経腫瘍研究会(2023 年 6 月 3 日(土)開催)にも参加する
　　　　　　　場合は 18,000 円

　　　　　医師以外：10,000 円

　　　　　初期研修医・学生：無料(施設の証明または学生証が必要)

※第 46 回日本顔面神経学会参加者は，第 13 回顔面神経麻痺リハビリテーション技術講習会(2023 年
6 月 1 日(木)開催)の参加費は不要です(但し事前登録要)．詳細は本学会ホームページ(https://
plaza.umin.ac.jp/fnr46th/)および日本顔面神経学会ホームページ(https://jsfnr.org/)をご覧下さい.

【運営事務局】　株式会社協同コンベンションサービス

　　　　　　　〒 170-0013　東京都豊島区東池袋 1 丁目 34 番 5 号　いちご東池袋ビル

　　　　　　　　　　　　　池袋アントレサロン

　　　　　　　TEL：080-3592-3750／FAX：03-4586-7162／E-mail：hyamazaki@kyodo-cs.com

【事務局】　大阪医科薬科大学 耳鼻咽喉科・頭頸部外科

　　　　　　〒 569-8686　大阪府高槻市大学町 2 番 7 号

　　　　　　TEL：072-683-1221／FAX：072-684-6539／E-mail：46fnr@ompu.ac.jp

　　　　　　事務局長：綾仁悠介

FAX による注文・住所変更届け

改定：2015 年 1 月

毎度ご購読いただきましてありがとうございます.

読者の皆様方に小社の本をより確実にお届けさせていただくために，FAX でのご注文・住所変更届けを受けつけております. この機会に是非ご利用ください.

◇ご利用方法

FAX 専用注文書・住所変更届けは，そのまま切り離して FAX 用紙としてご利用ください. また，注文の場合手続き終了後，ご購入商品と郵便振替用紙を同封してお送りいたします. **代金が 5,000 円をこえる場合，代金引換便とさせて頂きます.** その他，申し込み・変更届けの方法は電話，郵便はがきも同様です.

◇代金引換について

本の代金が 5,000 円をこえる場合，代金引換とさせて頂きます. 配達員が商品をお届けした際に，現金またはクレジットカード・デビットカードにて代金を配達員にお支払い下さい(本の代金＋消費税＋送料). (※年間定期購読と同時に 5,000 円をこえるご注文を頂いた場合は代金引換とはなりません. 郵便振替用紙を同封して発送いたします. 代金後払いという形になります. 送料は定期購読を含むご注文の場合は頂きません)

◇年間定期購読のお申し込みについて

年間定期購読は，1 年分を前金で頂いておりますため，代金引換とはなりません. 郵便振替用紙を本と同封または別送いたします. 送料無料，また何月号からでもお申込み頂けます.

毎年末，次年度定期購読のご案内をお送りいたしますので，定期購読更新のお手間が非常に少なく済みます.

◇住所変更届けについて

年間購読をお申し込みされております方は，その期間中お届け先が変更します際，必ずご連絡下さいますようよろしくお願い致します.

◇取消，変更について

取消，変更につきましては，お早めに FAX，お電話でお知らせ下さい.

返品は，原則として受けつけておりませんが，返品の場合の郵送料はお客様負担とさせていただきます. その際は必ず小社へご連絡ください.

◇ご送本について

ご送本につきましては，ご注文がありましてから約 1 週間前後とみていただきたいと思います. お急ぎの方は，ご注文の際にその旨をご記入ください. 至急送らせていただきます. 2〜3 日でお手元に届くように手配いたします.

◇個人情報の利用目的

お客様から収集させていただいた個人情報，ご注文情報は本サービスを提供する目的(本の発送，ご注文内容の確認，問い合わせに対しての回答等)以外には利用することはございません.

その他，ご不明な点は小社までご連絡ください.

株式会社 全日本病院出版会　〒113-0033 東京都文京区本郷 3-16-4-7F
電話 03(5689)5989　FAX03(5689)8030　郵便振替口座 00160-9-58753

FAX 専用注文書

形成・皮膚 2304

年　　月　　日

○印	PEPARS	定価(消費税込み)	冊数
	2023 年 1 月～12 月定期購読(送料弊社負担)	44,220 円	
	PEPARS No. 195 顔面の美容外科 Basic & Advance 増大号	6,600 円	
	PEPARS No. 183 乳房再建マニュアル—根治性, 整容性, 安全性に必要な治療戦略— 増大号	5,720 円	
	バックナンバー(号数と冊数をご記入ください) No.		

○印	Monthly Book Derma.	定価(消費税込み)	冊数
	2023 年 1 月～12 月定期購読(送料弊社負担)	43,560 円	
	MB Derma. No. 320 エキスパートへの近道！間違いやすい皮膚疾患の見極め 増刊号	7,700 円	
	MB Derma. No. 314 手元に 1 冊！皮膚科混合薬・併用薬使用ガイド 増大号	5,500 円	
	バックナンバー(号数と冊数をご記入ください) No.		

○印	瘢痕・ケロイド治療ジャーナル		
	バックナンバー(号数と冊数をご記入ください) No.		

○印	書籍	定価(消費税込み)	冊数
	カスタマイズ治療で読み解く美容皮膚診療	10,450 円	
	日本美容外科学会会報　Vol.44　特別号 「美容医療診療指針 令和 3 年度改訂版」	4,400 円	
	ここからマスター！手外科研修レクチャーブック	9,900 円	
	足の総合病院・下北沢病院がおくる！ ポケット判 主訴から引く足のプライマリケアマニュアル	6,380 円	
	明日の足診療シリーズⅡ　足の腫瘍性病変・小児疾患の診かた	9,900 円	
	カラーアトラス 爪の診療実践ガイド 改訂第 2 版	7,920 円	
	イチからはじめる美容医療機器の理論と実践 改訂第 2 版	7,150 円	
	臨床実習で役立つ形成外科診療・救急外来処置ビギナーズマニュアル	7,150 円	
	足爪治療マスター BOOK	6,600 円	
	図解 こどものあざとできもの—診断力を身につける—	6,160 円	
	美容外科手術—合併症と対策—	22,000 円	
	運動器臨床解剖学—チーム秋田の「メゾ解剖学」基本講座—	5,940 円	
	グラフィック リンパ浮腫診断—医療・看護の現場で役立つケーススタディー	7,480 円	
	足育学　外来でみるフットケア・フットヘルスウェア	7,700 円	
	ケロイド・肥厚性瘢痕 診断・治療指針 2018	4,180 円	
	実践アトラス 美容外科注入治療　改訂第 2 版	9,900 円	
	ここからスタート！眼形成手術の基本手技	8,250 円	
	Non-Surgical 美容医療超実践講座	15,400 円	

お名前	フリガナ　　　　　　　　　　　　　　　　　　　　　㊞	診療科

ご送付先　　〒　　−

　　　　　□自宅　　　□お勤め先

電話番号　　　　　　　　　　　　　　　　　　　　　　□自宅
□お勤め先

バックナンバー・書籍合計
5,000 円以上のご注文
は代金引換発送になります

—お問い合わせ先—
㈱全日本病院出版会営業部
電話 03(5689)5989

FAX 03(5689)8030

年　月　日

住 所 変 更 届 け

お　名　前	フリガナ	
お客様番号		毎回お送りしています封筒のお名前の右上に印字されております8ケタの番号をご記入下さい。
新お届け先	〒　　　　　都　道 　　　　　　府　県	
新電話番号	（　　　　　）	
変更日付	年　　月　　日より	月号より
旧お届け先	〒	

※ 年間購読を注文されております雑誌・書籍名に✓を付けて下さい。

☐ Monthly Book Orthopaedics （月刊誌）

☐ Monthly Book Derma. （月刊誌）

☐ Monthly Book Medical Rehabilitation （月刊誌）

☐ Monthly Book ENTONI （月刊誌）

☐ PEPARS （月刊誌）

☐ Monthly Book OCULISTA （月刊誌）

FAX 03-5689-8030

全日本病院出版会行

PEPARS

各号定価 3,300 円(本体 3,000 円＋税)．ただし，増大号：No. 111 は定価 5,500 円(本体 5,000 円＋税)，No. 135, 147, 159, 171, 183 は定価 5,720 円(本体 5,200 円＋税)，No. 195 は定価 6,600 円（本体 6,000 円＋税）．
在庫僅少品もございます．品切の際はご容赦ください．
（2023 年 3 月現在）

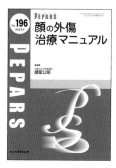

表紙を
リニューアルしました！

掲載されていないバックナンバーにつきましては，弊社ホームページ（www.zenniti.com）をご覧下さい．

click

全日本病院出版会	検　索

全日本病院出版会　公式 twitter !!

弊社の書籍・雑誌の新刊情報，または好評書のご案内を中心に，タイムリーな情報を発信いたします．全日本病院出版会公式アカウント **@zenniti_info** を是非ご覧下さい!!

2023 年　年間購読　受付中！

年間購読料　44,220 円(消費税込)（送料弊社負担）

（通常号 10 冊, 増大号 1 冊, 臨時増大号 1 冊：合計 12 冊）

★おかげさまで 2023 年 8 月に 200 号を迎えます★
2023 年 8 月号は臨時増大号（定価 5,500 円）として発行いたします！

次号予告

NPWT（陰圧閉鎖療法）の 疾患別治療戦略

No.197（2023年5月号）

No. 196　編集企画：
　諸富　公昭　大阪公立大学准教授

PEPARS　No.196

2023 年 4 月 15 日発行（毎月 1 回 15 日発行）
　　定価は表紙に表示してあります.
　　　　　Printed in Japan

発行者　　末　定　広　光
発行所　　株式会社　全日本病院出版会
　〒113-0033 東京都文京区本郷 3 丁目 16 番 4 号
　　　　電話（03）5689-5989　Fax（03）5689-8030
　　　　郵便振替口座 00160-9-58753

印刷・製本　三報社印刷株式会社　　電話（03）3637-0005
広告取扱店　株式会社文京メディカル　電話（03）3817-8036

Ⓒ ZEN・NIHONBYOIN・SHUPPANKAI, 2023